気づきの医学

東洋医学からの警鐘

川田靖子

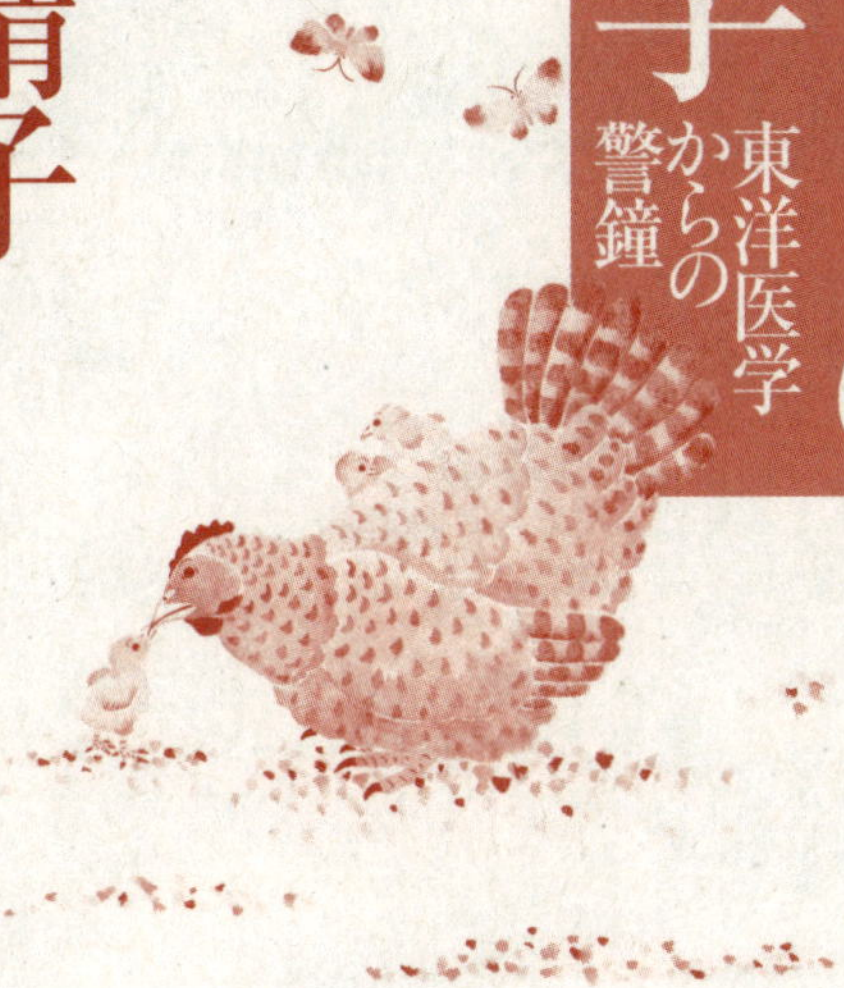

角川書店

気づきの医学

東洋医学からの警鐘

装幀　芦澤泰偉＋五十嵐徹
装画　高仲健一

目次

元気で生活をしているとき、私たちは体のことをまったく意識していない。

＊

朝、自然に目が覚めて床から起き上がりトイレへ行く。洗面所で顔を洗い、髭《ひげ》を剃ったり、化粧をしたり、服に着替えたりと忙しい。バタバタしているうちに朝食の時間がなくなり、あわてて食卓の上にあるパンをほおばり、コーヒーで流し込んで家を出る。私たちは、この「朝の一連の動作」をすべて当たり前のこととしてこなしている。

一歩家を出れば、意識は外へ向く。多忙な仕事に追われ、会社に拘束される時間は長く、帰宅も夜遅くなる。夕食が午後十時を過ぎる人も少なくないだろう。そんな生活リズムだから寝るまでのわずかな時間は、インターネットで利害関係のない人たちとやりとりをしたり、食やファッションの情報収集に費やす。音楽を聴いたり、テレビを見たりして、無意識に仕事で疲れた脳を休めようとする。

体の元気のバロメーターは「朝の一連の動作」に凝縮されている。健康でありたいと思えば、この動作を当たり前に続けるのではなく、意識して観察することが重要ではないかと考える。

会社勤めをしていれば、さまざまな人間関係が生まれてくる。中には苦手な人もいるだろうが、体が元気であれば、（個人差はあるものの）ストレスとして身体に堪《こた》えることはなく、心もぐらつかず前を向いていられるだろう。会社で嫌なことがあっても、ぐっすり眠りさえすれば寝ている間に体がメンテナンスされ、翌朝目が覚めたときには疲れは取れ、体も軽くなっていて、「今日も頑張ろう」という気持ちが自然に湧いてくる。

もし朝の目覚めが悪いとか、空腹感がなくてムカムカするといった「いつもとは違う感じ」があったとしても、すぐに病院や薬に依存するのではなく、まずは自分の生活を見直すことをすすめたい。

深酒しているのであれば、酒の量を加減したりやめてみたり、夜遅い夕食が体に負担だと感じたら食べる量を減らしたり、軽いものに変えたりして、体調の変化を観察してみる。朝起きたときに腰や膝がいつもと違い、伸びにくいのであれば、休日にしっかりと体を休めたうえで、歩いたり運動をしたりして筋肉を鍛《きた》え、平日にも風呂あがりに軽くストレッチをして、自らの体の変化を観察してみることである。

このように自分の生活を変えることで、再び「朝の一連の動作」がスムーズに流れていくようなら、元気を取り戻したことになる。

しかしながら、多くの人は、「良眠を得られなければ睡眠薬」、「腰や膝が痛ければ鎮痛薬と貼り薬」、「便秘なら下剤」、「食欲がなければ胃薬」といった具合に、すぐに薬に頼ろうとする。自分の生活をまったく変えず、薬だけで症状が消えるのだから簡単で便利に違いない。風邪をひいてもすぐに売薬や病院で処方してもらう抗生剤や咳止めで症状を消し、仕事は休まずに乗り切っていく。このような生活を当たり前と考えて長く続けているうちに、自分はまだまだ元気だと思い込む。年一回の職場健診も「正常」と言われれば、さらに自信を深め、ときに無理を重ねて具合が悪くなっても、仕事のしすぎや年齢のせいにして乗り切ってしまう。

そしてある日、どうしても我慢できない症状で病院へ行くと、種々の検査の結果「癌」と言われて驚く。「なぜ、今まで大した病気もせず生きてきた自分が癌になんかなるのだ」と。

福山一男もそんなひとりだった。

一

福山は大手建設会社で六十歳の定年まで勤めた会社員である。誠実さと豪快さを併せ持った性格で、敏腕営業マンとしての業績が買われ、定年後は仕事上つきあいのあった会社に再就職した。

現在、六十三歳で、妻と長女の三人家族だったが、長女は結婚し青森に住んでいるので現在は二人暮らしである。八歳年下の妻の里子は小柄で明るく、物事をあまり苦にしない性格の女性である。郊外の住宅地に建つ家は、娘がいないぶん二人だけで住むには少し広く感じられた。去年三十年ローンの返済から解放され肩の荷が下りた。

さあこれからは仕事だけでなく老後の趣味も充実させ、楽しみながら生きていくのもいいかと思うこともあったが、現実は違った。再就職先での仕事は思いのほか多忙で、夜遅く帰宅するのは当たり前になっていた。とはいっても、仕事人間の一男にはやりがいのある毎日であり、生来元気でこれまで病院とはまったく縁のない人生を送ってきたので体をいたわることも食事に気をつけることもなかった。

しかし、半年前の八月ごろから声がかすれ、出しにくいと感じ始めていた。毎日三十本以上のタバコを吸っていたし、仕事で大きな声を出すこともしばしばだったので、きっとそのせいだろうと放っておいた。

学生時代は剣道をやっていた。指導者から「気合いを入れろ！　もっと大きな声を出せ」と言われるままに大きな声を出していたら、声がかすれて出なくなったことがあった。練習がきつくて、しばらくかすれ声が続いたが、そのうち自然に治ったことを一男は思い出した。今は仕事がきつくて体がしんどいが、この仕事が終われば少し楽になるのだから、きっとそのうち治るだろう……そう思っていた。

そんなある日、青森に嫁いだ長女・佐和子が子どもを連れてやってきて、顔を見るなりこう言った。

「お父さん、少しやせたんじゃない？　それに声がおかしいわ。タバコの吸いすぎなんじゃないの？　お母さん、心配しているよ」

「大丈夫。お父さんは元気だけが取り柄なんだから。仕事が立て込んでいたから少し疲れているのかもしれないなあ」

そう答えたものの、実は妻の里子からも、一度病院で診《み》てもらったほうがいいのではないかと、度々言われ、そのたびに不機嫌に断っていた。

「うるさいなあ、俺は大丈夫だ。自分の体は自分がいちばんわかっているんだ」

大きな病院へは何回か人の見舞いに行ったことはあったが、自分が病気で入院したことなど一度もなかった。病院はなんとなく怖い感じがして苦手ということもあり、一男はそのことを妻や娘に悟られるのも嫌だった。だから（そのうちかすれ声は消える。何とかなるさ）と、心の中で願っていた。

実際、かすれ声以外の症状はなく、仕事や毎日の生活に支障がなかったので様子を見ていた。現在取りかかっている仕事に追われていると、自分の体のことなど構ってなどいられない。意識を仕事に向けられたことで心理的には救われた。

だが、かすれ声はだんだんひどくなり、日に日に声が出しづらくなりつらくなってきた。もし、今、病院へ行き、「しばらく家で安静にしてください」と医師から言われたら会社を休むことになってしまう。困ったなあ。会社に迷惑をかけたくないし。かといってこのままでは声が出にくくて仕事にならないしと、内心どうしたものかと困っていた。

「お父さん、病院へ行きましょう。私がついて行きますから」

里子から言われて正直ほっとしたが、一男は恐怖心から、まったく知らない大きな病院へ行きたくなかった。

「どこの病院にしましょうか？」と里子が聞いてきた。

「俺は近くの耳鼻科で診てもらい治したいよ」と答え、数日後、二人で近所の耳鼻科クリニックを受診した。

診察を終えた医師が言った。

「私の手におえる病気ではないと思うので、大学病院に紹介状を書きます」

ただごとではないということは理解できたが、まだその症状と癌が一男の中で結びつかなかった。呆然としている一男とは反対に、里子はしっかりしていた。いざというときの女性は強いものだ、と感心してしまった。病院へ行こうとした朝はもうすぐ三月だというのに、冬の寒さが停《とど》まっている感じで、外もどんより曇っていた。空気の肌寒さが、不安な一男の心に突き刺さるようで身支度に手間どった。思わず、「仕事のこともあるから、しばらくは様子を見よう」と言う一男を、里子は急《せ》き立てるように大学病院へと連れて行った。

大学病院は想像以上に混雑していた。二時間以上待ち、やっと名前が呼ばれ診察室へ入った。担当医は四十代半ばくらいの男性医師だった。

診察後、担当医はこう言った。

「確定診断はこれからですが、おそらく癌だと思います。すぐに入院して治療を開始したほうがよいですね」

信じられなかった。一男は自分が癌になったとはまったく実感できず、戸惑うばかりだった。一男の困惑をよそに、入院の事務的な手続きは淡々と進められた。会社に迷惑をかけることがいちばん心苦しかった一男は入院を延ばそうとしたが、「仕事と体と、いったいどちらが大事なの？　お父さんは癌の疑いが濃厚なんですよ」と里子に諭《さと》され、結局は即日入院となってしまった。

六人部屋の病室に案内された。ベッドの上に腰かけていると、入院手続きを終えた里子がボストンバッグを持って、看護師と一緒にやってきた。看護師は同室の入院患者たちに一男と里子を紹介したあと、非常口や食堂などを教えてくれた。

「こまごまとしたことは、この病院案内書を読んでください。のちほど体温と血圧を測定しに来ますから、この病院着に着替えて横になっていてくださいね」

看護師はそう言うと病室を出て行った。里子はバッグから洗面用具や着替えの下着、タオルを取り出してベッドの横にある小さな収納箱に入れていた。

「里子、いつのまに入院の準備をしたんだ?」

「お父さんの状態を見ていたら、いつか入院と言われると思っていたから、準備だけでもしてたほうがいいかしらと思って」

「気の早いやつだなあ、まったく。俺は大きなプロジェクトに穴を開けてしまって、残念でならないよ」

「お父さん、元気になればまた仕事はできるわよ。まずは病気を治さないと何も始まらないわ。病院はいつも満室で入院を待っている方が多いそうよ。『福山さんはタイミングがよかったですよ。たまたまベッドの空きが出たんです』って看護師の方が言っていたわよ。お父さんはツキも味方にしているんだから、絶対によくなるわよ。頑張ってね。足りないものがあったら明日持ってきますから連絡してくださいね」

一男は「うん、わかった」と力なく返事をすると、あとは黙ってしまった。心配になった里子が、なんとか励まそうと話しかけてみたが反応はない。そっとしておくことにして部屋を離れた。

一男は、元気が取り柄だった自分がなぜ癌になったのかわからなかった。会社で毎年受ける健診ではいつも「正常」で、職場の人たちからも羨《うらや》ましがられていた。風邪の高熱で寝込むこともなかった。なのに自分は癌になってしまった。なぜなんだ。その疑問を担当医や看護師にぶつけてみたが、誰もが、「無理をしすぎたからですよ。頑張って治療して元気になりましょう」と繰り返すだけだった。

確かに酒もタバコもやり、夜遅くまで働いた。疲れを感じることはあっても、寝れば翌朝には元気になり、仕事に全精力を注ぐことができた。そんな自分が癌になってしまい、一男は自分の体が疎《うと》ましかった。

（こうなったら仕方がない。早く悪いところを治して、病院から一日も早く退院しよう）と心に誓った。

入院してもすぐには治療は始まらず、検査が続いた。

入院五日目、一男と里子は主治医から呼ばれた。主治医は二枚の喉頭ファイバーの画像を取り出した。

「これが福山さんの声帯で、もう一枚の画像が正常な状態の声帯です。見ていただくとわかるように、正常の声帯は白く光沢があり軟らかな感じがします。それに対して福山さんの声帯は灰白色で表面が凸凹《でこぼこ》で盛り上がっていて硬そうに見えますね。これが癌です」

一男は癌と言われてもすぐにピンとこなかったが、これが邪魔をしていつもの声を出せなかったんだと思うと現実的になった。こんな小さな癌でも放置すればだんだんと成長して将来自分の生命を脅《おびや》かすパワーを秘めていると思うと怖くなった。医師は今までの検査結果を説明したあと、こう続けた。

「ステージⅡの喉頭癌と診断しました。治療は放射線療法だけでいきます。その結果の癌の状態で、その後の治療を考えていくことにします。治療の副作用でいろいろ症状が起こりますが、一過性のものですから乗り切ってください」

今まではひょっとして悪性ではなく良性かもしれないと、素人の発想で期待しているところがあった。癌でなければすぐ家へ帰れるし、仕事へも復帰できる。今までの生活に戻れることを望んだ。残念ながら癌の告知はこの考えをざっくり切り落とした。

性格的には悩むよりも早く治そうと先を急ぐ二人だったが、癌の確定はやはりショックだった。主治医の話は想定内だったのでひどく動揺することはないと思っていたが、衝撃は大きかった。

主治医からは放射線治療によって生じる咽喉《のど》の痛みや皮膚障害などについて具体的な説明を聞いたが、一男はほとんど耳に入っていなかった。里子は主治医の話を聞きながら、今まで病気知らずで生きてきた夫は乗り切っていけるかしらと不安になっていた。今の一男には治療の副作用の苦しさなど、まったく想像できなかった。

主治医が面談室から出て行くと、看護師が尋ねた。

「福山様は放射線治療室へ行かれたことはありますか？」

一男が里子にジェスチャーで（声を出すのがつらいから答えてくれよ）と言ってきたので、里子が代わりに話した。

「主人は昨日放射線のお医者様の診察を受けるため治療室へ行ってきました。私も一緒でした」

「そうでしたか。月曜日からの治療はあの場所で行いますので確認したかったのです。今日は大変でしたね。病室へすぐお戻りになるのであれば同行いたしますが……」

「本当に病院は広いですね。でもここに入院のときにいただいた院内マップがありますからどうにかなると思います。どこかで二人でお茶でもいただいてから病室へ戻ります」

里子は一男の顔を見ながら答え、椅子から立ち上がると、「今日はお世話になりました」とお辞儀をした。つられるように一男も立ち上がり頭をさげ、二人は面談室を出た。

院内のレストランに入り、一男はコーヒー、里子は紅茶とケーキを注文した。

「やはり癌でしたね。私ずっと『癌ではない』と願掛けてきたの。九〇パーセント以上癌の疑いが濃厚でも、残りの一〇パーセント以下の『癌ではない』に入れるんじゃないかと勝手に思っていたの。でも今日からは癌克服に願を掛け直しますね」

「俺も『癌でないかも』とかすかな望みを持っていたんだけどなあ」

「お父さん無理して声を出さないほうがいいわ。言いたいことはこのノートに書いてね」

運ばれてきた紅茶を口元に運びながら里子が言った。

「お父さん、これから治療が始まり大変になると思うけど、二人で乗り越えましょうね。コーヒーと紅茶で無事治療が終了できるよう乾杯しましょうよ」

里子の前向きな考え方に背中を押された。

「ここで不安いっぱいの暗い顔をしていても何も変わらないなら、前を向くしかないか」

癌という病気を背負い込んだ不安と放射線治療への不安が重なり一男は戸惑っていた。

治療一週目はさして問題もなく過ぎたが、二週目の後半ごろから咽喉《のど》がひりひりする感じが出てきた。そして治療も半ばに入るころには、焼けるような咽喉《のど》の痛み、嚥下時痛《えんげじつう》（ものを飲み込むときの痛み）がひどくなり、食欲もなくなってしまった。癌を治すために治療しているのに体調が悪化していくことに、一男は不安を感じていた。治療前は声がかすれて出にくかったが、食欲もあり元気でいたので、癌と言われてもピンとこなかった。しかし今は、自分が本当に癌になったのだと実感できた。不安や恐怖が心を襲い始め、夜もいろいろな嫌なことで頭がいっぱいになり眠れなくなった。病気とは無縁で生きてきた人はいざ病気になると精神的に脆《もろ》いというが、それは真実だった。

一男は看護師に眠れないと訴えた。

「わかりました。今夜から睡眠導入剤が出せるよう、先生に話しておきますね」

その日から導眠剤を毎晩服用するようになった。毎日が緊張の連続で、次に何が起こってくるのかと考えただけで目が冴えて薬を飲まなければ眠ることはできなかった。

その薬を飲むと確かに眠れたが、朝の目覚めはよくなかった。頭も体もすっきりせず、ついつい近くにいる里子に八つ当たりして、自分のやりきれなさを紛らわせた。担当医や看護師にものわかりのよい顔をするぶん、里子にはつらく当たってしまう。自分の体と心の苦痛も、きっと里子だけは理解してくれるだろうと一男は勝手に期待していた。

不安になり、同室で入退院を繰り返しているという患者さんに眠剤の話を聞いてみた。

「僕も飲んでいますよ。初めて入院したときから飲み始めましたが、退院しても飲まないと寝つけなくて、今では必需品です。最近は眠剤三種類を一緒に飲まないと効きが悪くなってしまって、困ったものです。でも眠れないよりは眠ったほうがいいらしいので、今はもう当たり前になってしまいましたよ。だから、あなたもあまり気にしないほうがいいですよ」

病室という環境もまた一男の精神状態に大きく影響を与えた。

放射線治療をしている間も検査や診察で外来へ呼ばれたが、待ち時間が長くてお尻が痛くなった。不慣れなことの連続で疲れ果て、ホッとできるのはカーテンに囲まれた自分のベッドの中だけだった。しかし、六人部屋はカーテンで仕切られているだけなので、同じ部屋の人の話し声や動きは筒抜けだ。六人それぞれ、病気の状態はさまざまである。ひとりでも容体が悪化すると、夜昼問わず人の出入りが激しくなる。日中はまだしも深夜の静けさの中で聞こえてくる音や人の声はひどく耳に響いた。それでも「何も聞こえていません、眠っています」という闇の中での暗黙が常態化していたが、さすがに毎晩のように続くと、自力で眠ることができていた人でさえも、睡眠剤を希望するようになった。

病状が悪化して相部屋では対応できなくなった患者は、個室へと移される。残された患者たちは「これで今夜から静かに眠れる」と安堵しながらも、個室へ移った同室の「仲間」のことも気になった。早く元気になって、またこの大部屋へ戻ってきてほしいと願ったが、二度と会うことはなかった。入院中、自分の病態が不安定なときは、自分のことで精一杯だが、少し安定して余裕が出てくると、病友の状態が気になった。

一男は、病人になって初めて、体の弱い人や病気で苦しんでいる人の気持ちがわかった気がした。職場でも何人か病気で休んでいたが、そのときは病気は気が弛《ゆる》んでいるからかかるのだ、自分に甘すぎることが原因なのだと心の中で思っていた。なんと傲慢《ごうまん》な考え方をしていたのだろうと恥ずかしくなり、今の自分を見てつくづく罰が当たったと思った。

さらに治療を続けているうちに咽喉《のど》の痛みはますます激しくなり、口から食事をまったくとれなくなってしまった。主治医の判断で点滴で必要なエネルギーを注入することになった。咽《の》喉《ど》の痛みを我慢して食べなくてもよくなったので、気持ちは楽になった。しかし、口から食べ物が入らなくなると、体力が低下して体重も減っていった。里子は少しでも口から入れるようにと玄米スープや野菜スープを家から持ってきてくれたが、思うように口から入らなかった。トイレへ行くたびに足の筋肉が衰えていくのがわかり、恐ろしくなった。自分はこのままどうなるのだろう。一男はあらためて癌の恐ろしさを実感していた。

自分の死を意識したことは、今までに一度もなかった。だが、入院生活の中で、放射線室でいつも顔を合わせていた人や同室の人が亡くなる場面に遭遇すると、自分の死が頭を過《よぎ》った。体調が少しでも上向きになっていれば余裕があるが、体調不良だと考えが悪いほうへ向かい、きつかった。（自分は絶対元気になるんだ）と心で叫び、死のイメージを打ち消しても、体力が落ちていき症状が悪化すると気持ちもさらに落ち込み、（俺はもうだめなのかもしれない）と思うようになり、髭《ひげ》を剃るのも嫌になった。

病院は病の巣窟《そうくつ》ともいえる場所であり、生死がひしめきあう戦場だ。ひとりひとりが全力を出し、一刻も早く病気に対して決着をつけようと戦うのだが、なかなか思いどおりにはいかない。戦場は集団生活でもある。個人のわがままは許されないし、ましてや組織の大きな病院は規則に従って運営されているので、入院しているかぎり指示どおりに動くことが暗黙の了解となっている。入院してすぐのころは、病院に入れば安心で、医療者の言うとおりにしていれば病気は治るものだという単純な図式を描いていたが、いつのまにか一男の頭の中から消えていた。自分が戦場にいるという現実がわかってくると、入院していることが苦しくなってきた。

夫の変化に気づいた里子が担当医に相談した。すると担当医はすぐに心療内科に紹介状を書いてくれた。受診の結果は軽いうつ病で、癌の症状が軽快すればよくなるだろうということだった。それまでの間、抗不安剤と抗うつ薬が処方された。癌になるとうつ病にまでなってしまうことに一男は驚いた。

その後もめまいや胸苦しさ、頭痛や手のしびれなどの症状に次々と襲われ、今まで元気印で生きてきたことが、嘘のように思われた。症状が現れるたびに、内科、脳外科、整形外科を受診して、CTスキャン、MRIなどで検査を受けたが、症状につながる所見はなく、原因不明のまま薬だけが処方された。

癌になる前まで薬を服用したことはほとんどなかったのに、入院してからはあっという間に薬の問屋になってしまった。種々の薬を与えられるままに服用していたら、まったく空腹感がなくなり、今度はやたら足の冷たさが気になるようになった。今まで経験したことのない症状が次から次へと出てきて、まるで出口の見えないトンネルの中に押し込められたように不安と恐怖でいっぱいになっていった。癌という病気が、人間の体を破壊するだけでなく、こんなにまで心をも変えてしまうことに脅威を感じ始めていた。

病院の勤務医は多忙だ。朝から晩まで病院の中にはいるようだが、担当医に質問があってもつかまえて話すのはひと苦労である。診察時に話そうとしても、外来の多くの患者さんの診察の合間に入院患者が入るため、医師は慌《あわただ》しくとても話せる雰囲気ではなかった。どうしても聞きたいことがあるときに、看護師を通して聞いてもらうのが精一杯だ。

担当医からは、血液や画像の検査結果を聞かされるが、患者の心を推《お》し量《はか》る配慮はなかった。今後の見通しを尋ねると、よくて現状維持で、最悪の場合は咽喉に穴を開けて自分本来の声が一生出せなくなるという、想像を超える絶望的な答えが返ってきた。

不安で頭がいっぱいの毎日の中で、見通しを聞いて少しでも前向きに希望を持ちたいと一男は思っていた。今、これだけ苦しんでも、必ず元どおりになり退院できると信じていたから、不安になりながらも、どうにか入院生活を続けることができていた。しかし、主治医の言葉を聞いて以来、体も心もますます緊張し、夜は目がさえてまったく眠れなくなってしまった。絶望の中でとにかく恐怖の館であるこの大学病院から出ていくことだけを考えた。今すぐ、家に帰りたかった。

放射線による痛みについては医師から説明されてはいたが、病気知らずできた一男にとってはまったく想像ができず、現実に直面するまで厳しさがわからなかった。唾《つば》を飲み込むたびに激しい痛みに襲われる毎日が続き、食事をとることも嫌になり、ついには唾を飲み込むのもきつくなりやめた。途端に口から涎《よだれ》が溢れてきた。慌《あわ》ててタオルを口の下に当てたが涎は止まることを知らず、タオルの隙間から漏れ出た。こんなに唾が分泌されていたことに飲み込みが当たり前にできていたときにはまったく気づかなかった。日に何回も涎で濡れたタオルを交換しているうちに、溢れ出る唾に嫌悪を催してきた。いっぽう、咽喉《のど》の奥のほうには乾燥感、熱感が強くあり、苦しくなり冷たいタオルを首に巻きつけた。片時も離せないタオルを右手に持ち、左手にタオルから漏れた涎や唾を吐くための洗面器を持っている姿は、人には絶対に見せたくなかった。

入院ベッドに隠れ、不格好な自分を人目から避けようとした。治療に行くときだけは（自分は大丈夫です）というオーラを無理して出すぶんだけ、ベッドに戻ってから苦しかった。

「ここまできて見栄を張る自分が嫌になるよ」

里子に嘆いた。

「本当に余裕がなくなってはいない、ということじゃない？　命の危険が差し迫っていたら、人のことなんか視野に入らなくなるんじゃないかしら？　お父さんはまだまだ元気になる力があるのよ、きっと」

「こんな惨めな姿になって自分に力がまだ残っているなんて信じられないよ。俺はもうだめなのかなあ。もしだめなら家に帰りたい。帰りたいよ、里子」

一男がノートに書き始めた。里子は一男の涎をティッシュで拭き取りながらなだめた。

「何言っているの。お父さんは必ずよくなりますよ。来年の今ごろはきっと二人で、あのころはずいぶん落ち込んだことを言っていたけど無駄話だったね、って話しているんじゃないかしら。もう少しで治療が終わるから、そのあときっと退院の許可が出ますよ。そのときは、朝一番にお父さんを迎えに来ますからね、待っていてくださいね」

面会のたびに一男の表情が暗くなっていくことに里子は戸惑ったが、早く時間が過ぎて治療が終了することを祈った。

入院から一か月ほど経ったある日、一男は担当医に治療後すぐ退院できるのかを尋ねた。

「福山さんは咽喉頭《いんこうとう》の炎症反応が強いので、すぐに退院は無理でしょうね。癌の病巣が放射線治療でどこまでよくなっているのかも検査して今後の方針を決めていきますから、もうしばらく病院にいてください」

担当医は無表情に言った。

一男は治療が終われば即退院できると決めつけることでどうにか入院生活を続けてきたが、

担当医の「もうしばらく病院に」という言葉を聞いて、心の糸がプツンと切れてしまった。その日以来、里子が面会に行きいろいろ話しかけても「帰りたい、帰りたい」しか言わず、視点が定まらない夫を見て、壊れてしまうのではないかと里子は危惧《きぐ》した。たとえ癌が治ったとしても、心が壊れてしまったらと考えると、里子は背すじが凍るようだった。とにかく、夫の意向をいちばんにしようと決意して、担当医に掛け合った。

「もう少しで放射線治療が終了するので、ご主人を説得して入院を続けるようにしてください」と言う担当医に、里子は深ぶかと何度も頭を下げて懇願した。

「とりあえず今は家に連れて帰り、気持ちを落ち着けたいと思います。大変ご迷惑をおかけしますが、よろしくお願いします。主人は六十すぎまで大病せずにきたものですから、病院の生活がまったくわかっていません。私からも家に帰ったらしっかり言いますので、今日のところはご勘弁ください。申し訳ありません。主人が落ち着いたら、すぐに先生のところに相談に上がりますので、よろしくお願いいたします」

退院の日、迎えに来た里子が部屋を離れたすきに、一男は嬉しくてさっさと病院着を脱ぎ捨てて自分の服に着替え、荷物を持ち、捕まったら大変とばかりに弱った足で一階の正面玄関へ急いだ。一階の会計窓口で入院費を支払い病棟に戻ろうとしていた里子は、夫がエレベーターから降りたところを見つけた。

「お父さん」

里子が声をかけると、一男はびっくりした顔をして振り返った。

（早く帰ろう。早く）と言おうとしていると理解した里子はこう話しかけた。

「私は病棟へ行って、看護師長さんや担当の看護師の方々にご挨拶してきます」

里子は一男の持っていたカバンを摑《つか》み、ロビーのソファに一男を座らせた。

「お父さん、ここで待っていてください。私は挨拶してすぐに戻りますから」

すると、一男は少し怖い顔になり、身振り手振りで言った。

（すぐに戻ってくれ。いいか、すぐだぞ）

里子は急ぎ足で病棟へ向かった。いちおう師長に今回の夫の行動に対して弁明し、陳謝したあと、同室の人たちに挨拶をし、一男の使ったベッドを見て忘れ物がないかをチェックしてから一階のロビーに戻った。

一男は立ち上がって、今か今かという感じで里子を待っていた。

「お待たせしました。さあお父さん、帰りましょう」

二人は散り始めた桜並木の中を通り、駐車場へ向かった。

二

家に着くと一男はまっすぐに仏壇のところへ行き、手を合わせた。

里子は、今朝作った玄米スープを常温で出した。

「お父さん、これからは点滴がないのだから、頑張って口から入れないとだめよ。少しずつでいいですからね。せっかく病院を脱出できても、口から何も入らなかったら病院に戻るしかないんですよ」

「病院に戻る」という言葉に、一男は胸を摑まれたようだった。何も言わずだまって玄米スープを飲み始めた。常温でちょうどよく、一〇〇ccほどを飲みきった。

「お父さん、すごいじゃないですか。この調子でいけば体がついてきますよ。今日は大変だったから少し横になってみましょうか」

一男は里子に言われるまま、自分のパジャマに着替えて横になった。自分のベッドは体に馴《な》染《じ》んでいて心地よく、弱った体を優しく包んでくれた。里子が新聞とお茶を持って戻ってきたときには、一男はすでに眠りの中に入っていた。里子はひとりでお茶を飲みながら、あれほど眠れないと困っていた夫が、帰宅してベッドに入っただけで眠れたことに感謝した。〈眠れて食べられるようになれば夫は必ず元気になるから大丈夫〉と、里子は自分に言い聞かせた。

一男はそのまま眠り続け、夜の七時すぎにトイレへ起きてきた。

〈里子、大便が出たよ。すっきりした。あー腹減った。何かあるかな？〉

「もちろんよ。お父さんのためにほうじ茶も常温にしたのがあるけど」

〈いいねえ、飲みたいよ〉

二人は筆談で言葉をかわし、一男はお茶をひと口ずつゆっくりと飲み干した。里子が用意してくれた食事も、流動食だったのでどうにか飲み込めた。

〈ごちそうさん、歯をみがいて寝ます〉

ベッドに入り、新聞の一面を読んでいるうちにまたいつの間にか眠ってしまったようだ。里子が見に行ったときには、すでに深い眠りの中にいる様子だった。夫にとっては眠ることが薬なのだ。里子は明かりを消し、静かに部屋を出た。

翌朝、目が覚めた一男は、帰宅してまだ一日だというのに、なんとなく体がしっかりした感じがした。嬉しくなって台所へ行くと、里子が朝食の用意をしていた。

「あらお父さん、おはようございます。体の方はいかがですか？」

〈なんだか体がしっかりしてきた感じで、調子いいんだ〉

「よかったわねえ。顔を洗ってきてください。朝食にしましょう。私、今日まで休みを取ってあるけど、明日からひとりで昼食を食べられるかしら？」

〈この調子だと大丈夫だと思うよ。手の指にも力が入ってきて、筆談もしやすいよ〉

「よかった、嬉しいわ。お父さん、髭《ひげ》を剃るともっとすっきりするわよ。それとも髭を伸ばしますか？」

〈しばらく髭を剃る気力がなかったけど、今日は剃りたくなってきたよ〉

そう書いて、洗面所へ向かった。里子は玄米スープを飲みやすいように濾《こ》し、朝食の準備を整えた。

一男は鏡で自分の顔を見て無精髭《ぶしょうひげ》に驚いた。（なんてひどい）と思いながら、髭を剃り始めた。

（そうだ。入院中は精神的に動揺していて、苦しい毎日だったから鏡を見る余裕もなかった。几帳面な自分が髭を剃ることを忘れていたなんて……。それもやはりうつ病のせいなのだろうか）とぼんやり考えた。

病院にいたときはまったく眠れず、三種類の睡眠剤をもらっていた。それでも二時間ごとに目が覚めてしまうので熟睡感はなかった。それが帰宅したとたん、すんなり眠れるようになったのだから不思議なものだ。自然の眠りができているせいか目覚めがいい。頭もすっきりして空腹感も出てきた。病院では三度の食事に追われているような生活でつらかった。食欲がまったくないのに、看護師から食べるように言われてまいってしまった。点滴をすることになり、いちおう流動食は出されたが、食べることを強制されなくなったので、そのときは精神的肉体的両面で助かった。

退院した翌朝から一男はひとりで朝も昼も里子の作った食事を食べ、それ以外はベッドで横になって過ごした。帰宅したばかりのときは、無理に玄米スープを飲み干したが、よく眠れるようになってからは自然と食欲が出てきて、食事が楽しみになった。食事をして横になり何か読もうと思っているうちに眠くなり寝てしまう日が続いた。まるで病院で服用していた睡眠剤が、今になって効いてきたような感覚だった。半月近く経つと足に力が戻り、自然と体を動かしたくなってきた。咽喉《のど》の痛みもずいぶん楽になってきたので、里子と同じ食事が食べられるようになった。

自宅で療養しているうちに、病院で悩まされていた症状もまったく消えてしまい、毎日を心地よく過ごせるようになった。入院中なぜあんなに精神的に追いつめられていたのか信じられないほどだった。

リハビリのためにと、一男は家の掃除や洗濯を積極的にやってみた。洗濯物を干したり取り入れたり、雑巾がけをするのは手足の訓練に役立った。体を動かさなかったぶんだけ筋肉痛は続いたが、しばらくするとそれも消えた。

入院していたときは足が弱くなり歩くこともおぼつかなかったので、移動はもっぱら車椅子だった。そんな状態だったのに、不安と恐怖で精神的に追いつめられ、病院を一秒でも早く退院したかったあのときは、自分の荷物の入ったカバンを持ち、ひとりで歩いて玄関口に行こうとした。人間は切羽つまると常識では考えられない力が出るものだ。スポーツでは実感していたが、そんなときにも出るのかと一男は今さらながら驚いた。

そのうち家の中だけでは物足りなくなり、外を歩きたくなってきた。不安もあったが、外へ出てみたところ家の中での筋肉トレーニングが功を奏したらしく、思いのほかしっかり歩けた。大地を自分の足で踏みしめられることが嬉しかった。

家のまわりの見慣れた景色を眺めながら、一男はこの幸福感を手放したくない、このまま里子と二人で穏やかに過ごしたいと強く願った。

(今までは仕事ばかりで、二人だけで旅行したこともない。元気になったらどこかに行ってみたいなあ)

そう考えたところで、自分は深刻な病気なのだという現実をあらためて思い知る。

自分は癌だ。まだ治療途中なのだ。もし、あの癌細胞が喉頭の中で生きているとすれば、この状態のままでは再び癌は大きくなり自分は死ぬのだろうか。いやだ、死にたくない。癌を治して元気になって生きたい。生きるためなら何でもしてみようと一男は誓った。

とはいえ、あの大病院にだけは二度と入院したくない。入院生活は精神的拷問のようなものだった。癌という命にかかわる病気にかかった者にはつらすぎた。いや、むしろあのつらさを思えば、どんなことにも耐えられる自信がついた。

入院するまでは、最新の医療器械を持つ病院の医療なら最先端を走っていて間違いないだろうと単純に信じていた。入院して、すべて任せてしまえば病気を治してくれるものと安易に思っていた。自分の仕事の領域のことであれば、どのメーカーのものがしっかりしていてよい品かわかるので、ときには世間的に知られていない会社のものを使うこともあった。しかし未知の領域の場合、とりあえず世間的に名の通った一流メーカーのものにしておけば大きな間違いはないだろうと、多少高くついても一流メーカーのほうを選ぶのが人の心理である。

医療関係者であれば、病気になってもどの治療法が最善であるかを、たくさんの情報の中から、選択できるだろう。しかし一男は医療にはまったくの素人だったから、あちこちにぶつかりながら進むしかなかった。

実際、癌患者として大病院に入ってみると、大工場のベルトコンベアーに乗せられているような感じがして一男は身が縮んだ。右も左もわからず、言われるままにベルトコンベアーに乗ったものの、途中で苦しくなり、不安と不信感でいっぱいになる。途中で降りたくなってもこんな声が聞こえてくる気がして、心身ともに膠着《こうちゃく》状態に陥るばかりだった。

「あなたは癌なのですよ。素人のあなたに癌を治すことができますか？　私たち医療のプロに任せるしかないのではありませんか。だったら何も言わずにじっと黙ってベルトコンベアーに乗っていてください。勝手に降りたりしたら危険ですよ。癌は怖い病気なのですから」

これまでは癌になっても病巣部位だけなくなれば元に戻れるものと単純に考えていた。一男は、運悪くたまたま「喉頭癌」という雨に「当たってしまった」という感覚で捉えていた。

同室や放射線治療室で出会う人を見ては親近感を覚え、同病の仲間意識が芽生えてきて、昨日知り合った人でも旧知の間柄のようになれることがおかしかった。そこでは病気の情報ばかりではなく、医師や看護師の情報もたくさんもらった。

「看護師のAさんはとてもよく気がついて優しいんだ。俺たちのマドンナなんだ。彼女が夜勤だと患者たちはどこか嬉しくなるんだ。でも看護師のBさんはだめ。事務的で優しくないからな。弱い患者の気持ちなんかまったく理解していないよ。医者たちのウケはいいらしいけど、俺たちはノーだね」

また、癌で入退院を繰り返している藤坂氏は現状の苦しさをこんなふうに語ってくれた。

「あのMという抗癌剤は、癌をやっつける力は強いけど、相当体を衰弱させてしまうらしいから気をつけたほうがいいかもしれない。俺の入院中だけでも二人が死んでいるんだ。怖いよなあ。だから俺は『抗癌剤はできるだけ使ってほしくない』と主治医に頼んでいるんだけど、主治医も困っているみたい。俺みたいに手術や放射線治療後に再発したケースは、もはや抗癌剤治療しか選択肢はないらしくてね。抗癌剤はやりたくないけど、拒否すると退院させられるらしいよ。積極的な治療を望まない患者はベッドふさぎになって採算が合わなくなるし、次の患者も入院できない。つまり病院に迷惑がかかるというわけよ。俺みたいに再発を繰り返している患者は多いと思うよ。だってさ、入院すると必ず知った顔に会うもの。みんなに共通しているのは、最初のころのようなエネルギーはないことだね。体が弱ってきている感じだなあ。

癌の怖さは、なってみないとわからないよなあ。最初は悪いところだけ治せば無罪放免で元気に元の生活に戻れると簡単に考えていたけど、それは甘い夢物語だったよ。再発するともうだめなのかという気持ちもあるけど、どこかに『自分はまだ大丈夫だ、行ける』と、何の根拠もないんだけどそう思うんだ。死ぬということが、普通の元気な人より近くにあることは確かなんだけど、どこかピンとこないんだよね。早くどうにかしなくちゃとあせっても、素人の俺には病気の治療はできないしなあ。結局、自分の主治医に頼るしかないんだよ。でも、主治医も多くの患者さんを抱えていつも忙しそうなのよ。俺ひとりが患者ではないから、彼がどこまで俺のことを考えてくれているかわからないのが現状だよ。入院していると寂しくなって家に帰りたいと思うのに、家にいると体のことが気にかかって、なんか落ち着かなくてさあ」

家にいるのもまた不安だと言っていた彼の気持ちが、今はとてもよくわかる気がした。

一男は、自分はこれからどうしたらよいのか思案していた。

妻と娘が二人で主治医に掛け合ってくれたおかげで、どうにか通院で予定の放射線治療を最後までやりとげることはできた。照射回数が残り少なかったせいなのか、入院していたときのような恐怖感が少なかったせいなのかわからないが、わりと楽に治療を終了することができたので安堵した。

退院後の検診で主治医から喉頭ファイバーの所見についてこう言われた。

「炎症反応はまだ強いのですが、放射線が効いているようで、今のところ癌は消失していますよ。ただこの状態がいつまで続くかはわかりません。将来的にはおそらく、もっと徹底的に手術を含めた治療をしないと癌を克服するのは難しいのではないかと思います。ただ、福山さんの場合は精神面で今後の治療に耐えられるかどうかが大きな問題です。とりあえず一か月後にまたいらしてください」

癌が再発して死ぬのも怖いが、咽喉《のど》に穴が開き、今までのような声が出せなくなるなんて、気の弱い自分にはとても無理だ。

「生きていればそのうち医学も発達して、自由に声が出せるようになるかもしれませんよ。私はお父さんが生きていてくれたほうが幸せなの」

里子の言葉は、涙が出るほど嬉しかった。

もっと長く生きたいと思うが、自分には手術を受ける勇気はない。一男はつくづく自分の精神の弱さを知った。情けないと思うが、それが自分であれば受け入れるしかない。

一般の健康な人より死というものが間近にあるのに、藤坂氏の言うとおり、自分もどこかピンときていないのだと気づいた。入院中の精神的肉体的に追いつめられた状態のときは、本当に死がすぐ隣に座っているようで、いつも暗い闇の中で喘《あえ》いでいた。しかし、病院から脱出してからは隣に座っていたはずの死が、どこか行方知れずになっていた。

ところが、主治医から手術といっても喉頭の全摘だけではなく、自分の場合は部分摘出もありうると今後の見通しを聞かされても、手術をしないという選択をしようとすると、なぜか再び死のイメージがちらつくようになった。そうかといって、主治医の言うことを素直に聞いて、手術を受け、新しく人生を出直すのだと考えても気持ちがついていかない。考えただけで気持ちが落ち込み、食欲もなくなってしまった。しだいに入院中のように夜も眠れなくなり、体にも力が入らなくなっていった。

里子はそんな夫の世話をしながら、様子をじっと見ていた。

夫は、自分や子どもが怪我で入院しなければならなくなったとき、いつもてきぱきと入院準備や事務手続きをして、不安な気持ちを一掃するように励ましてくれた。普段は仕事人間で、週末もほとんど家にいることがなかったけれど、家族に何か起こるとすぐに駆けつけてくれる夫にはずいぶんと頼っていた。その頼もしいと思っていた夫が、自分の癌に怯《おび》え、外科的治療にも前向きになることができず、毎日ふさぎ込んでいる姿を見るのは、里子にとっても苦しかった。二人で大声で泣きたい。泣くことで発散したかった。しかし夫は今、私を一〇〇パーセント頼っている。私がここで頑張らないとこの局面を打破することはできないだろう。

里子は入院中に夫が精神的に追い込まれ、別人のようになりかかった姿を忘れることができなかった。自分が感情的になり「死なないで生きて」とでも叫び、夫に無理やり手術を受けさせることができたとしても、夫が精神的におかしくなってしまうのは怖かった。夫の気持ちに添わないことは、たとえそれが第一選択であってもすすめるべきことではないのではないか。しかし、その結果夫を失うことになるかもしれないと思うと、里子の目から涙が溢れてきた。

何か他にこの局面を切り開く手立てはないものかと一生懸命に考えているうちに、里子の父が生前話してくれたことを思い出した。

「人間、追い込まれて身動きが取れなくなったら、無理に動こうとしないでそこに留まってじっと休んだらいい。そして、そこでできることをほそぼそとでもやっていると、時間というものはありがたいもので、行くべき方向を照らしてくれるものだよ」

「そうだわ」

里子の気持ちは決まった。すぐに一男のところへ行き、伝えた。

「ねえ、もう少しこのまま経過を見ていてはどうかしら。その間に、自分たちにできることを見つけてやってみたらいいんじゃない?」

一男は嬉しくて涙がとまらなかった。真っ暗な空に強く明るい光が射し込んできたようで心がときめいた。

「里子、ありがとう。俺と同じ結論を出してくれて勇気が湧いてきたよ。頑張ってみるよ」

「手術をすれば、福山さんの場合は大丈夫でしょう。一〇〇パーセントとは言えませんが」と主治医に言われたが、手術はいやだという自分がしっかりここにいる。家に戻ってからは体調もよくなり、声も以前よりはずっと楽に出せるようになり、筆談の必要がなくなり、妻との日常会話も苦痛ではなかった。

一か月に一度の受診でも、今のところ局所は安定していると言われている。自分たちでやれることは何でもやってみようと心を決めた。

その日から二人で、いろいろな治療情報を集め始めた。娘夫婦も協力してくれた。あれだけ執着していた仕事も辞めた。三十八年間勤めた会社を退職したのち、以前から仕事でつきあいのあった社長に請《こ》われて再就職した会社だった。だから自分の手腕を高く買ってくれた社長の期待に応えたかったし、体力にもまだ自信があったからじゅうぶんやっていけると思い頑張って働いていた。癌になり突然仕事を休むことになり、とても心苦しかった。

心配した社長は三か月の休みをくれたが、今の自分の状況から考えても、三か月で完全復帰するのは無理だった。仕事はやりがいがあり楽しかったが、肉体的にはハードで、無理を続けていかないと結果を出すことは難しい職場だった。健康であれば無理など計算に入れることなく仕事はできたが、今はその無理を考えただけで体が凍る思いがした。

仕事一途で生きてきた人間にとっては、職を失うと考えただけでも恐ろしいことだったが、癌になり初めて死というものを意識したとき、仕事を辞める決断ができた。

将来、手術をしないと決めた今、とにかく癌細胞が増殖しないような体にしていく方法を見つけることが急務である。そして、その方法を運よく見つけ出したとしても、治療はそう短時間ですむものではないだろう。だから、今の仕事を続けるのは無理だと考えた。何よりも一男は二つのことを同時にするのが苦手だ。一つの道を選んで突き進むタイプである。今は病気を治して生き抜くことが第一だと考えれば、体に負担をかけるのは避けたかった。

病気になり、自分の思うように動けなくなって初めて「体の当たり前」に支えられ、生きてきたことに気づかされた。健康な体のありがたさを知るにつけ、もう一度元気を取り戻したいという欲望にかられた。自分の今の気持ちをまるごと受けとめてくれる医師に出会いたいと願った。インターネットや本からの情報を頼りに何人もの専門家に会ってみたものの、「手術が第一選択でしょう」、「癌を増殖させたくなければ抗癌剤を使うしかありません」と即座に言われてしまった。そのたびに里子とともに落胆したが、お互いに励まし合い、数多く訪ね歩いた。はじめのうちは、必ず二人の気持ちに添ってくれる医療者に出会えると信じていたが、だんだんとあせりが出てきて失望感でいっぱいになっていった。

戦後、奇跡的な経済発展をとげた日本人は、近代的で便利で豊かな生活を送ってきた。医療もまた同じ道をたどっている。検査機器や医療機器が日進月歩であることは、入院中じゅうぶんに実感できた。しかし肝心な治療となると選択肢が少なく、当然のことながら西洋医学的治療を中心とするカリキュラムが組まれている。

医師から提供される治療カリキュラムにうまく乗っているときは一男も何の疑問も持たなかったが、治療についていけず、うつ病になって他の治療法を求めても、医師からは繰り返し従来の治療法を示されるだけだった。

病人になると病気から一日も早く脱出しようと必死になる。とくに死につながる病気のときはなおさらだ。病巣を外科的手術で取り除いたり、放射線を照射したり、化学物質を使えばすぐに苦しさから解放され、元の身体になってこれまでどおりの生活に戻れると考えていた。しかし、同室の患者や同病の仲間を見て、そんなに簡単なことではないことがわかってきた。

手術後も痛みや熱が続いたり、食事がとれず体力も衰えて二十四時間ずっと点滴につながれて呻《うめ》いている人、化学療法による激しい吐き気や嘔吐《おうと》、頭痛で、口から食事がとれず、洗面器をかかえてベッドの上で苦しんでいる人、入院しているとそんな人たちを否応《いやおう》なしに目にすることになった。はじめのうちは他人事《ひとごと》で、不安になりながらも自分は別だと思っていたが、治療が始まると他人事だと思っていた状況に自分がだんだんと近づいていくのがわかった。病人がこんなにも大変で、孤独の影に悩まされるものだとは思ってもみなかった。

悪いところを見つける検査機器の発達は著しいので、当然のことながら治療法も幅広く用意されているのだろうと思っていたが、現実はそうではなかった。治療を受けながら、どこかトコロテン式に押し流されているような感じがしてならなかった。それ以外の治療法を求めようにも何をどうしたらいいかよくわからず、闇夜の中を手探りで歩くような感じで怖かった。一男はあせっていた。

昔、祖母が独り言のように言っていた言葉を思い出した。

「あんたは若くて元気だからわかんないだろうが、年をとると大変だよ。体が自由に動かなくなって下の世話まで人に頼むようになるんだから。自分が情けなくなるのよ。最近は目もショボショボしてテレビも見たくないし、耳も遠くなってきて話すのも億劫《おっくう》になってきているしね。年をとってみて初めて年寄りの気持ちやつらさがわかったよ」

一男は、この言葉はそのまま病人である自分に当てはまると思った。病気になって初めて病人の気持ちが理解できた気がしている。病気になる前は、病気の人の見舞いに行っても、型どおりの挨拶ぐらいしかせずに帰ってきてしまった。相手に対する配慮に欠けていて、逆に相手に迷惑をかけていたことに気づき、今さらながら反省した。自分の未熟さに腹が立った。

ふと、里子のことを思った。自分は体験をしないと病人の気持ちを理解することはできなかったが、里子は違った。自分のつらさを、癌になったことのない里子が理解し、支えてくれている。人間的に自分より「上の人」なんだと気づき、自分が一方的に頼っていることが恥ずかしくなってきた。

その日の夕食のときだった。

「君はえらいということに、今日気づいたよ」

「何よ、急に。えらいなんて褒《ほ》められたら照れちゃうわ。どうしたの？」

昼間、一男が考えていたことをそのまま伝えると、

「ああ、それは残念でした。私がえらいんじゃないのよ」

里子は笑いながら答えた。

「前に話したことがあるでしょう？　小さいころ体が弱くて親に心配かけたっていうあの話。私は虚弱な子どもだったの。とくに気管支が弱くて、しょっちゅう入退院を繰り返していたわ。でも、病院へ行くときに親が一緒にいてくれてとても安心できたから、苦しくても頑張ることができたの。入院してベッドにひとりでいるのはつらかった。いつも寂しくてメソメソしていたものよ。入院期間が長くなれば友だちもできてそれなりに病院生活に慣れていったけど、家族からは少し置き去りにされたような感じで、悲しかったのよね。

だから、あなたの気持ちが手に取るようにわかるのよ。私には病気になるとどういうことになるかが何となくはわかるけど、あなたは今まで無傷できたから、病気になって右も左もわからず、どうしていいのかと立ちすくんでしまった。私は子どものころ、親がしっかり支えてくれたおかげでいつのまにか元気になれたわ。中学高校では無欠席だし、体操部ではキャプテンだったしね。そのころはもう、自分の好きなように体を動かすことが楽しくてしょうがなかっ

た。部活の練習もどんなにきつくても負けなかったわ。後輩からは『キャプテンは強くて羨《うらや》ましいです』なんて言われて、嬉しかったなあ。

だからね、あなたがうつっぽくなったとき、私にできることはそばについていることだけだと思ったの。親が私にしてくれたみたいにね。ただそれだけのことなのよ。ああ、夕食がさめちゃうわ。今日はあなたの好きな大根と里芋の煮物ですよ。飲み込みやすいように小さく切ってありますからね。召し上がれ」

子どもが独立して二人だけの生活は五年になった。会社を辞めたので、今は二人で食卓を囲むようになったが、それまでは里子ひとりで食事をしていたわけで、寂しい思いをさせていたかもしれない。以前は、会社で一生懸命働くことが家族にとっても幸せなのだと信じていた。妻や子どもに不自由な生活をさせないことが、自分の役目だと信じて疑わなかった。だから癌になったあとも、早く元気になって会社に復帰するつもりでいた。

「癌」と言われて即日入院となり、働けなくなったときは自分の体を恨《うら》んだ。寝ても覚めても、なんで俺が癌になるんだ、なぜなんだと繰り返した。酒でも飲んで現実を紛らわしたかったが、さすがに酒に手を出すことはできなかった。主治医の「大酒とタバコが喉頭癌の誘因のひとつではありますね」と言った言葉を思い出し、酒が死を引っぱってくる感じがして怖かった。とにかく癌が自分のこれからの人生をめちゃくちゃにしたと思った。すべての悪の根源は癌であり、できるだけ早く治療をして縁を切りたかった。

癌になったことで、一男は仕事中心に生きていたときには気づけなかったことの多さに驚いた。いちばん驚いたのは里子だ。彼女がこんなにもたくましく、頼りになる人だということに、まったく気づかなかった。若いころから、この女《ひと》を守らなければならない、里子は女性で弱いのだからと勝手に思い込んでいて、路頭に迷わせないようしっかり働かなければと仕事に邁進《まいしん》してきた。里子が何を大切にしているとか、どんな気持ちでいるのかということに耳を傾けなかった。

幸い、病気になるまでは家庭内で大きなもめ事もなく、これも里子のおかげだと、病気になってようやく気づき、感謝する気持ちが次々に湧いてきた。病院で追いつめられたとき、里子は自分の異常な状態を把握し、病院脱出を手助けしてくれた。

退院後も、里子はそばにいてこちらの気持ちを優先し、支えてくれている。だから弱虫な自分もこうして救われているのだろう。もし逆の立場だったら、自分はここまで里子をサポートできるだろうか。妻のようにしっかり四つに組むことは無理で、きっと自分の不安を優先させ、退院したがる妻を病院側と一緒になってベッドに押し込めて、自分は安心していたことだろう。あるいは泣きじゃくる妻に対して「病気なんだから仕方ないじゃないか」とでも言うかもしれない。そして、妻の病気という不安を、仕事をすることで逃避していったに違いない。何とも情けない自分の姿が見えるようで嫌になった。今自分が癌になり、真に人を支えることがどういうことかを学ばせてもらっている。

今の二人にとって最大の問題は、これからの治療の方向性だ。「再発しても手術をしない」ということは、西洋医学の道を断念し、他の道を選択することを意味すると考えるようになっていた。とにかく二人でやれることはやってみようと、食べるものから見直すことを始めてはみたものの、食についていては語る人や本によっていろいろな解釈があり情報も多いので、自分にとって何がよいのかと迷った。やはり自分の考えは甘かったのだろうか？　専門家の言うとおりに治療を選択すれば、こんな孤独感に悩むこともなかったのではないか？　自分は大切なところで道を間違えてしまったのか？　すべての悪の根源は、自分の情けなさではないのか。そんなネガティブな考え方ばかりが襲ってくる。

里子は、夫が後ろ向きな気持ちになるとすぐに察して、励ましてくれた。

「大丈夫、必ずお父さんの気持ちを受け入れてくれる先生に出会えるから、それまで二人で頑張りましょう」

声をかけることで、夫の表情が少し明るくなるのがわかったので、里子は日に何度も何度も繰り返し言い続けた。大切なことは、夫のうつを再発させないこと。

現実に二人が望む医療を実践している医師とめぐり会える保証はまったくなかったが、「念ずれば必ず道は開く」という格言を信じるしかなかった。

三

ある日、青森に嫁いだ娘の佐和子から電話が入った。

「お母さん、私の学生時代の親友の久美ちゃんのこと、覚えている？　ほら、テニス部で一緒だった久美ちゃんよ。うちに遊びに来て時どき泊まったりして、お母さんの料理が大好きだった子。しばらく忙しくてお互い連絡していなかったんだけど、久しぶりに彼女から電話があったの。男の子が二人いるんだけど、上の男の子がアトピーで下の子が喘息《ぜんそく》なんですって。それで彼女の子どもたちが通院しているクリニックの先生の話になってね。久美ちゃんは子どものアトピーと喘息をしっかり治してやりたくて、評判の小児科や皮膚科に何軒も行ったらしいの。でも治療法はどこもほとんど同じで、結局、アトピーも喘息もステロイドを使った対症療法だったんですって」

「ステロイドのことは詳しくないけど、久美ちゃんの大変さはわかるわ」

「アトピー性皮膚炎だと、たいていステロイド軟膏が処方されるみたいなの。久美ちゃんの旦那さんの正志君も小さいときからアトピーでね、普段は安定しているらしいけど、仕事が忙しくなるとアトピーが出てきて、かゆくて夜眠れなくなるんですって。子どものころから皮膚科でステロイド軟膏をもらってはいたけど、結局は完治しなかったらしいの。そんな自分の経験もあって、正志君も久美ちゃんもステロイドを使っていても完治はしないと考えて、西洋医学ではないお医者さんにかかって、子どものうちにきちんと治してあげたいと思うようになったんですって。そうしてやっと見つけたのが、今通っているクリニックらしいの」

「へえ。その先生が西洋医学ではないというと、鍼灸《しんきゅう》の先生なの？」

「ううん、お医者さんで東洋医学のクリニック。でも漢方薬だけ出して終わりというのではなくて、子どもの体全体を診《み》て触ることで、どこに問題があって病気になっているかを探ってくれるような、ちょっと変わった独特な先生らしいのよ」

「頼もしそうな先生ね。東洋医学の小児科の先生なの？」

「違うの。東洋医学って小児科とか皮膚科とかに分かれていないらしいの。でね、久美ちゃんの子どもはそのクリニックが大好きで、喜んで通ってくれて楽だって言ってたわよ。今までの病院みたいに痛いこともされないし、治療も気持ちがいいらしくて。治療中、子どもが眠ってしまうこともあるんですって！　そして治療が終わると『お腹すいた』って騒ぐからおにぎり持参だって言っていたわ」

「治療をすると、お腹がすくなんて不思議ね」

「初診のときに、看護師さんから『次回からは必ずおにぎりを持って来てくださいね』って言われたんですって。二人とも食が細いから先生に直接『うちの子は必要ないと思います』って話したら、『うちの治療をすると、みんなお腹すいたって叫ぶから、まあいちおう持って来てみて』って言われたらしいのよ」

「叫ぶ……って、それほどお腹がすいちゃうの？」

「でね、その女の先生が言うには、『あなたのお子さんたちはアトピーと喘息だけど、私から見ると病気の根っこはお腹の中にありますね。ここを治していかないとアトピーも喘息も完治することはないでしょう。治療をしてしっかり食べられる元気な体にしていきますから、お母さんは毎日の食事に気を配ってくださいね』って。それでまず、主食をしっかり食べさせるよう指導を受けたそうよ。そうして治療を進めていくと、必ず風邪のような症状が出て、高熱や湿疹が出るそうなの。でも、『驚かないでください。体のお掃除が始まった証拠ですから、症状が出たら、処方した漢方薬を飲んで様子を見てください。どうしていいかわからないときは、遠慮せずクリニックに電話してください』って言われて、それで久美ちゃんも安心したらしいの」

佐和子は続けた。

「それから、そのクリニックでは宿題が出るんですって。『宿題をやることで早く元気になるし、親子の信頼関係を深めるきっかけにもなりますから』って言われて、久美ちゃんはびっくりしちゃったみたいでね。それまでかかった病院では、治療は医師がやるもので、患者以外は黙って見ていなさいという感じだったらしいの。でもこの東洋医学の先生は、『できるだけお子さんの体に触ってください』って言うんですって。『宿題は、体に触れることから始まります。私がここ、あそこって言いますからそこを触れてくださいね。家ではママがホームドクターになるんですよ』って。つまり、親子まるごと参加型らしいの」

「久美ちゃんはその宿題をちゃんとやっているのね」

「『毎日しっかりホームドクターをやっているのよ』って言ってたわ。正志君も早く帰ってきた日は一緒にやっているんですって」

「そうなの。久美ちゃん頑張ってるのね」


佐和子と久美の電話のやりとりは続いた。

「久美、その先生のところには何年ぐらい通っているの？」

「もうすぐ三年になるかなあ。先生には『よく頑張ったね』って言われるのよ。あの先生、褒《ほ》め上手なのかなあ、すっかり乗せられているような気がする。でもこの三年でずいぶん勉強になったのよ。体とのつきあい方を根本から教えてもらったから。子どもたちはよく食べるようになって、信じられないぐらい元気になっているし、正志君のアトピーもよくなっているの。正志君は治療を受けてないけど、先生に教えてもらったことを時どき彼にやってあげたりしているのよ。でも食事の内容が変わったのがいちばんかなあ。

実は先生に言われて、三年前から正志君に玄米のお弁当を作ってあげているの。最初、彼は引いていたけど、今ではお弁当を喜んでいるみたい。この前、実家に行って家を留守にしたとき、お弁当を自分で作って会社に持って行ったんだって。びっくりしちゃったわ。朝ギリギリまで寝ていた人が、お弁当を作るなんて。『すごいわ、お弁当を自分で作って持って行くなんて』って言ったら、『はじめはお昼を玄米弁当に変えるぐらいで体がよくなるなんて信じられなかったんだ。でも、一年、二年、三年と続けているうちに、確かに疲れにくくなってきたのには驚いたよ。アトピーもよくなってきてるし、今はお昼の弁当がはずせなくなったよ』って笑ってた。本当に正志君も変わったのよねえ。よい先生との出会いというのはすごいわ。ガタガタファミリーを健康ファミリーに大変身させちゃうんですもの」

「その先生、大人も診てくれるかしら？」

「もちろんよ。『子どものときのきちんとした体の土台づくりが大切』というのが根本的な考え方なんだけど、大人の患者さんからも診てほしいと頼まれて、今は大人も子どもも関係なく診療しているみたい。でも佐和子は青森だし遠すぎだよね。あなた、具合悪いの？」

「違うわ、私じゃなくて父がね。実は今、体の悪いところだけじゃなくてもっと全体的に診てくれる先生を探しているんだけど、まだ見つかっていないのよ。今の久美ちゃんの話を聞いて、なんだかピンとくるものがあるの。もしよかったら、そのクリニックの住所と電話番号を教えてくれないかしら？　すぐ母に伝えたいの」

「佐和子のお父さん病気なんだ。心配だよね。でもあの先生だったらしっかり診てくれると思うよ」

そう言って、そのクリニックの所在地と電話番号を教えてくれた。

「佐和子、私もその先生に何かピンとくるものがあるわ。ぜひお会いしたいから、そのクリニックの電話番号を教えてちょうだい。お父さんも喜ぶと思うわ。久美ちゃんにお礼を言っておいてね」

里子は話を聞いて驚いていた。子どもは敏感で正直だ。自分に危害が及ぶかもしれないと察知したら、大声で泣いてその場から逃げようとするだろう。虚弱な子どもほど、しばしば病院に連れて行かれてその雰囲気に慣れていると聞いたことがある。ここまでは大丈夫とわかっていて、この先は痛いことをされるなと思った瞬間、泣いて威嚇《いかく》しながら、相手の出方をしっかりと見ているのだという。

なのに、このクリニックでは不安感や恐怖感でいっぱいのはずの子どもが、治療中に眠ってしまうなんて！　眠りに落ちてしまうほどの治療ということは、きっと気持ちがいいに違いない。夫は入院以来、病院で受ける治療は怖いというトラウマができてしまって、それからはいつも医師の前で緊張して、血圧が上がってしまうようになった。もしかしたら、この東洋医学の先生なら、今までの医師とは違う診方《みかた》で夫を診てくれるかもしれない。少なくとも夫の体や心の緊張が緩《ゆる》み、子どものように眠るまではいかなくても気持ちよく治療を受けてくれるのではないか。

里子はすぐにクリニックへ電話をかけ予約をした。この女の先生の治療は午前中だけ受け付けているので空きが少なく、受診日は少し先になったが、佐和子によれば大勢の患者さんを機械的に診ているのではないらしいので、診察の日を楽しみに、安心して待つことにした。

その日一男は全日本剣道選手権大会を見に出かけていた。里子の好きな甘酒をお土産に、夕方帰宅した一男は、娘からの電話の内容を知り大喜びだった。

「久美ちゃんの言う、その変わっているけれど頼もしい先生に、早く会いたいねえ」

二人は温かい甘酒で乾杯した。

受診日までの日々は期待と不安が入り混じっていた。過去に専門家を訪れて失望した経験から一男が不安を口にすると、里子がそれを一掃し、楽しい話題に変えた。里子は自分が不安になると、一男の不安がもっと強くなるのがわかっていたので、自分の不安は好きな甘いものを食べることで振り払っていた。（このままじゃ私はブタちゃんの仲間入りになっちゃうわ）と内心あせり始めたころ、やっとその日が来た。

朝からよい天気で、ドライブには吉日だった。車でクリニックへ向かった。道路事情を考慮して早めに自宅を出たが、道がすいていて思ったより一時間近くも早く到着した。

「遅れそうになってハラハラするよりはいいじゃない。どこかに駐車してクリニックのまわりを歩いてみましょうよ」

「この辺は一方通行の道が多いから慣れてないと大変だ」

「あっ、お父さん、ここに来る途中に感じのよさそうなお店あったの思い出したわ。そこでお茶でも飲んでひと息入れますか？」

「里子、思いつきでいろいろ言わないでくれよ。今日は診察が目的なんだからまず、この近くに駐車場を見つけよう」

「雰囲気のいいお店で、少しでもリラックスしたほうがいいかしらと思って言ったんだけど。あっ、あそこにPサインあるわよ」

里子が指を差し、そこに車を停めた。車の中で音楽を聴きながら二人は持ってきたお茶を飲み、気持ちを落ち着かせた。

「そろそろ行きましょうか？」

里子が声をかけ、一男はうなずいて外へ出た。

クリニックは七階建てのビルの一階にあった。コンクリートの壁の中に、落ち着きのある木製の玄関ドアが東洋医学のイメージを醸《かも》し出していた。木のドアを開けるとすぐ、「こんにちは」と声がかかった。迎え入れられる感じがして少し緊張が和らいだ。インテリアの温かい雰囲気にも助けられた。

「十時にご予約の福山様ですね。お待ちしておりました。ご予約時間まで少しお時間がありますので、その間にこの問診用紙にご記入ください」

スタッフが笑顔で用紙とペンを手渡した。問診用紙を書き終えると、まもなく名前が呼ばれ、診察室に入った。

「遠方から大変でしたね。初めまして。私は医師の陰山《かげやま》陽子です。久美さんから、親友のお父さんなのでしっかり診てあげてくださいと言われています」

陰山医師は笑顔で応対してくれた。一男は陰山医師がまったく威圧感なく優しく迎えてくれたことにほっとした。

「それで、どうなさいましたか?」

以前営業の仕事をしていた一男は、初めて会った人と話すことには慣れていた。時間の制限がある中で、自分が来た目的を要領よく話すことには定評があった。それなのに、この肝心なときにかぎって言葉がスムーズに出てこない。

「私は喉頭癌になり、入院して治療を受けていましたが、治療を続けているうちにうつになってしまって……。苦しくて苦しくて……途中で病院を逃げ出したんです。先生のところは、治療中に子どもが気持ちよく眠ってしまうと聞いて来ました。子どもは病院なんて大嫌いなはずなのに、喜んで通院しているようなところなら自分も治療を受けられるのではないかと思ったんです。よろしくお願いします」

　自分の気持ちを正直にぶつけることしかできなかった。初めて会った患者に、こんなふうに切り出されたら、これまでの経緯がわからない医師は驚くだろう。心のどこかで、里子が情報の不足を補ってくれるだろうと期待していたが……。（あれ、なんで黙っているんだ？　俺の代わりに何か話してくれ）と心の中で願ったそのとき、里子が口を開いた。

「久美さんの子どもたちは近くに来ると嬉しそうに走り出し、クリニックに入って行くという話を聞いてとても驚きました。子どもが喜んで通うようなクリニックなら、病院恐怖症になっている主人も通院できるのではないかと思って来ました」

　二人の話をじっと聞いていた陰山医師が話し始めた。

「福山さん、大変な経験をなさいましたね。怖かったでしょう。ある日突然、癌の告知をされるだけでも大変なのに、よく頑張って今日までやってこられましたね。福山さんのおかれた状況ではうつ的になっても不思議ではないと思いますよ。福山さん、癌になるまで病院とは無縁ではありませんでしたか？」

　医師に尋ねられ、一男はうなずいた。

「入院したこともなかったわけですから、病院という閉鎖された空間で精神的に追い込まれていったのは無理のないことです。よかったことは、薬で抑え込まなかったことです。福山さんが退院したのは賢明でした。うつ症状を薬で抑えようとしたり、無理やり薬で眠らせるということは治療法の一つですが、状況を考えると環境を変えるための退院も大事な決断だったと思います。ふつう家族は不安ですから、病院と一緒になって退院させないようにするものですが、奥様がしっかり寄り添って助けてくれたのでしょう？　素晴らしい二人三脚ですね。病気というのは肉体だけ治せばおしまいではないと私は考えています。とくに癌の場合は病根が深いので、心の状態がとても大切です。精神的に追いつめられたら、一時避難をして気持ちを落ち着かせることを、治療の優先順位のナンバーワンにおいてもよいと思います」

一男は自分がとってしまった行動を初めて肯定されたようで嬉しかった。隣で里子が涙をハンカチで拭いているのがわかった。

「すみません、泣いてしまって。先生のように考えてくださる方が今までいなかったので、嬉しくて。夫が入院中にうつになって、このままだとこの人は壊れてしまうと思って連れて帰ってきました。そう人に話すと、『癌は怖い病気なのに、病院を飛び出してきて大丈夫なの？』って聞かれるのです。そのたびに、人に話したことを後悔してばかりでした。心のどこかで自分がやったことを正当化してもらいたいという、妙な期待があったのだと思います。でも先生のお話を伺って、自分たちのやったことは間違いではなかったと自信を持ちました」

里子も苦しかったのだ。一男は申し訳ない気持ちでいっぱいになった。

「なぜお二人が私のところへお出でになったのかわかりました。過去は過去のこととして、大切なことは、これからどのようにしていくかです。まず私なりの診立《みた》てをしますので、ベッドに横になってください」

陰山医師は、ベッドに横たわった一男の体を診察しながらこう言った。

「福山さんはこれまで、ずいぶんとお酒を飲みましたね。疫学的には喉頭癌になる人は、酒、タバコの量が多いと言われています。体を拝見していると、めちゃくちゃな生活をしてきたのだろうことがわかります。朝早くから夜遅くまで、体の悲鳴に耳を傾けることもなく突っ走ってこられたのでしょう。おそらく夕食もご自宅で食べたことなどなかったのではありませんか。深夜までタバコを吸いながら冷たいお酒を浴びるように飲んで、脂っこい食事をして。『仕事、仕事』と言いながら、どこか感覚を麻痺させて生きてきたような体ですね」

体を診ただけで、病気になるまでの生活ぶりを言い当てられたことに一男は驚いた。

「あなたの病気は体の上の方にある喉頭に出てはいますが、私の診立てでは、病気の根っこは腹部つまりお腹にあると思います。喉頭と腹部は経絡《けいらく》というルートでつながっているという東洋医学的な考えに基づいてお話ししているのですが。西洋医学では、検査で異常が出た部位を病巣と考えているので、患者さんにとってわかりやすい診断です。画像で病巣がはっきり示されるのですから。ですが、私の見方はもう少し踏み込んだものなのです。『なぜ、そこに病巣が出てきたのか?』、『病巣の根はどうなっているのか?』ということを、東洋医学的思考によって分析していきます。

理解しづらいと思いますが、その『病根』を意識しながら治療を進めていくと、体が動く、つまりその人が本来持つ自然治癒力という生命エネルギーが活発に動き始めます。鍼灸による治療が中心になりますが、巨大な生命エネルギーを動かしていくには、どうしても鍼灸による刺激が必要です。治療を開始してから体が動き出すまでの期間には個人差があります。福山さんの場合、四十年以上も不規則な生活をしてこられているので、そう簡単なことではないかもしれません。でも、ご家族の支えもあって心のゆがみは軽いうつ症状ですんでいます。免疫力の落ち込み程度にもよりますが、ご両親からもらったもともとの体はよさそうなので、治療を始めたら素直に乗ってきそうな感じがします。まずは三か月、治療の反応を見ることにしましょう」

二人は医師の話に聞き入るばかりだった。

「病気になる前、腰が重くだるい感じや、痛んだりしたことはありませんでしたか？　疲れが取れにくくて歩くのが億劫《おっくう》になったり、首がしつこく凝ったり、五十肩のような痛みがあったり、足のこむら返りが気になったことはなかったですか？　夜中にトイレに行く回数が増えるとか？　福山さんの体を見ていると、これまで何も症状がなかったとは思えません。大病を患った人の多くは『それまで何も症状はなかった』とおっしゃるけれど、その人たちの体を診ると、いろいろな所見が出ているのです。そこでもう少し詳しく話を聞いていくと、『そういえばこういうことがあった』と思い出して話し始めます。たいてい、何か症状が出ても病院や薬局で薬をもらってすませているので、ほとんど記憶にも残っていないみたいですが。自覚症状があっても薬による対症療法で消していくことを繰り返すと、体は鈍感になっていきます。つまり、自分の体の異常を感じる力が弱くなり、『自分は元気だ』と錯覚してしまうのです」

言われてみると思い当たることがあった。病気になるまでは元気だけが取り柄だと思っていたけれども。

「私の診断は検査器械を使わないぶん、患者さんからの情報がとても大事です。患者さんは今ある自覚症状だけしか話してくれないのですが、それだけでは足りません。病巣だけを診るのではなく、体全体を問診しながら診ていきます。病気とは無関係と思える些細なことも、私にとっては病気を診るうえで重要なポイントなのです。しつこく尋ねることもありますが、それで治療の糸口を見つけられればと思っています。実際、福山さんのように今まで何もなく普通に生活していたのに、突然病気になってしまったと感じている方は多いのです。でも本当にそうなのでしょうか？　私は長年患者さんたちの治療をしてきました。そして、人間の体がどれほど緻密にできているかを、患者さんたちの体を通して教えられました。命とは大変パワフルなもので、知識を超えた動きをします。本来、そんな鋭敏な命が自分の体の異常を察しないはずはないのです。患者さんによって強弱はありますが、大病の前には必ず体から警戒信号が出ているはずです」

そんな警戒信号が自分にはあっただろうか。あったかもしれないが、今、先生の話を聞きながら過去の記憶をたどることはできないと一男は思った。

「もちろん患者さん自身が、今自分に出ている症状が体の異常信号かどうか判別できないときには、専門医の力が必要です。とはいえ、一般の西洋医学を専門とする医師たちは、症状の出ているところだけを診て診断しますから、その症状を体からの警戒信号と捉えることはまずないでしょう。きちんと捉えてもらうには、東洋医学的発想法を習得した医療者でなければ難しいかもしれません」

医師は続けた。

「私の病気に対する考え方、体の診方、治療方法は、これまで西洋医学的治療しか受けてこれなかった方たちはおそらく『この先生、何を言ってるんだろう、何をやっているんだろう』と驚きます。今日の話も、今ここで納得するのは難しいでしょう。けれど三か月、半年、一年と治療を続けていくと、表面的に変化が見られなくても体の感覚がどこか違ってくるはずです。たいてい眠りが深くなったり、体が軽くなってきたり、ご飯を美味しく食べられるようになったとか。私が言っていることを納得するのは体からなのですよ。治療を始めると体の感覚が変化してきます。鍼灸を使ってその変化に対応したり、病巣から離れた部位を治療していきます。病巣を直接治療しなくても、いつのまにか苦しかった症状が軽くなっていきますよ。

福山さんの場合は、治療を続けていくうちに声を出すのがさらに楽になってくると思います。治療を通して、人間の体の不思議さを実感してください。体はバラバラに独立したものの集合体ではなく、頭のてっぺんからつま先まで密につながっていることが理解できるようになるでしょう。ああ、少し専門的になってしまいました。詳しいことは治療を進めながらお話していきたいと思います」

ここまでひと息に話すと、最後にこう言った。

「今日は免疫状態をチェックするための採血をします。本格的な治療は次回からとなりますので、今日はここまでです。福山さんが、張りめぐらされた西洋医学のネットをすり抜けてここにたどり着いたということだけでも、あなたから命のパワーを感じます。楽しみですね」

「ありがとうございました」

一男と里子は声を揃えて言った。

わかったようなわからないような話だったけれど、他の医師の考え方とは明らかに違う、自分にとってどこか希望がもてるような話に思えた。

帰りの車の中では、運転している一男も助手席の里子も静かだった。お互い話したいことがたくさんあるのに、口は閉じたままだった。

しばらくして里子が、「あ〜咽喉《のど》が渇いた」と声を上げた。

「お父さんも緊張して咽喉がカラカラなんじゃない？　はい、どうぞ」

朝、ポットに入れたほうじ茶をカップに注ぎ、手渡した。

言われて初めて咽喉が渇いていることに気づいた一男は、カップのお茶をひと口ずつゆっくり飲み干した。渇いた咽喉が気持ちよく潤された。おかわりした二杯目を飲み終わると、自然に言葉が出た。

「今日のお茶は格別だな。うまいよ」

「私もよ。こんなにお茶が美味しいと感じたのは久しぶり！　私も二杯飲んじゃった。あら、なんだかお腹まですいてきた。久美ちゃんの子どもたちは治療を受けるとお腹がすくそうだけど、私は先生の話を聞いただけでお腹がすいてきちゃったみたい」

「昼すぎだからだよ。さすがに話だけではお腹はすかないさ」

「もうそんな時間。お昼どうします？」

一男もお茶を飲んでひと息ついたら、お腹がすいてきた。

「そばでも食べるか」

「この間、美味しそうな手打ちそば屋さんを見つけたの。ちょうど帰り道にあるからそこに寄りますか？　この時間なら混んでいる時間を過ぎたころに着くから、きっと待たずに食べられるはずよ。お父さん、待つのが嫌いだものね」

里子の美味しい店を見つける直感は以前からすごいと思っていたので、迷うことなくその店で昼食をとることに決めた。

里子によれば美味しい料理を出す店の外観は「気」が充実しているらしい。暖簾《のれん》から、店主の実直な職人気質が伝わってくるのだという。どこまで真実かは不明で、一男にはまったく理解できなかったが、実際、当たりの確率は高かった。女性はみなそうなのか妻が特別なのかよくわからないが、明らかに自分とは異種の存在で、三十年以上も一緒に暮らしているが、いまだに謎だった。

癌になって里子に面倒を見てもらうようになってからは、これまで気づかなかった面が次々と見えてきた。

仕事をしていたときは、帰宅はいつも深夜で妻とゆっくり話す時間などほとんどなかった。佐和子が幼いころ、自分のことを「このおじさん誰だろう?」という目で見ていることがあった。近寄ろうとすると泣いて里子のほうへ行ってしまったものだ。それでも、たまに里子から、その日の佐和子の様子や家のことを聞くだけで、家庭のことはわかったつもりになっていた。当然のことながらそれはごく一面的な理解にすぎず、すべてではなかった。

癌になってからというもの、妻や子どもの存在がとても近くに感じられるようになった。仕事だけに夢中だった自分だというのに、なお寄り添ってくれる家族の存在は、涙が出るほどありがたかった。癌は怖いし、一日でも早く縁を切りたいと思っているが、告知されたときの癌への憎しみは少しずつ薄れてきていた。癌によって気づきのチャンスをもらっているせいなのか、今は少しずつだが癌を受け入れることができるようになっていた。

もし、癌になっていなかったら? 一男は考えをめぐらせた。今も精力的に仕事を続けていて、毎日「どうしたらこの仕事をうまくこなせるか」を第一に考えて暮らしていたに違いない。家族に対しても「俺が食わせてやっているんだ」とえらそうだっただろう。なんと上から目線な、嫌な人間だ。自分は思い込みの強い頑固者なだけに、癌にでもならなかったら自分を変えることなどできなかっただろう。死に直結する癌という病になって初めて、自分がどういう人間か見えてきたようだ。仕事は隠《かく》れ蓑《みの》だったことにも気づいた。仕事だと言えば家族も世間も理解してくれた。それに、仕事を盾《たて》にすることで自分という人間も隠すことができた。たとえ心が未熟でも、仕事さえこなしていれば社会的信用は得られ、一生懸命働いて高い給料を持ち帰っていれば、家族は少々のことは許してくれるものだと勘違いしていた。

里子も子育てがひと段落すると、弁当を作る会社の経理で働き始めた。小さな会社のため現場の女性スタッフが休むたびに里子が手伝うことになり、早朝に出勤することも度々だった。常に多忙で、それこそ家族旅行を計画することもほとんどなかった。娘の佐和子も嫁いで青森に暮らすようになり、実家を訪れることも少なかった。家族三人がそれぞれの世界で生きていたが、癌になると妻と娘は自分のそばに来てくれた。娘とのコミュニケーションはほとんどなかったのだが、病気をきっかけにその距離が近づいたような気がした。

病気になって一男にはもう一つ気づいたことがある。もし癌にならなかったら、体に対して自分がいかに暴君だったかわからなかった。健診でいつも褒《ほ》められていたことが自信になりハードな生活もこなせていたので一男はやりたい放題だった。体に鞭打《むち》つことを平気でしてきたことに気づいた。

一男は、病気になる前のことを振り返ってみた。

確かに二、三年前から疲れが取れにくく、腰が重だるくなることがあった。友人から「マッサージが効くぞ。俺の行っているところは上手だから紹介するぞ」と言われて通った。けっこう疲れが取れ、助かったことを思い出した。症状が軽くなるたびに、「やっぱり仕事のやりすぎだ。少し気をつけないといけないなあ」と思ったが、酒はやめなかった。調子が少しでもよくなると安心し、ついお酒が恋しくなっていつもより飲んでしまう。そんなことを繰り返していた。

四年ぐらい前には、朝起きようとして右肩が痛んだことがあった。あのときは医者に軽い五十肩だろうと言われ、薬をもらって飲んだら二週間ぐらいで痛みがなくなったからそのままにしてしまった。三、四年前に温泉に行ったときは、右足の趾《ゆび》がかゆくなって皮膚科へ行ったこともあった。水虫と診断されたが、あれももしかしたら病気の兆候だったのだろうか。どちらもごく些細《ささい》なことだと思っていたのだが……。

一男がいちばん気になったのは、癌になる少し前のことだ。とにかく疲れが取れず、腰に重くだるい感じが続いた。マッサージをして多少は改善するが、だんだんともちが悪くなって、翌日も行きたくなった。疲れに効くというドリンク剤やビタミン剤を飲んでみたりしたが、効果は感じられなかった。唯一、酒を飲んでいるときだけは緊張感がなく、心も体も楽だった。酒を飲んでいれば「極楽」で、深夜まで絶好調で飲んでいた。しかしその酒も調子に乗って飲んでいると、途中で眠ってしまうようになってしまった。今思えば、酒が自分に「あなたはもう、あまり無理ができませんよ」と教えてくれていたのかもしれない。翌朝目覚めたときはすっきりせず、だるさがあった。朝食はどんなときでも必ず食べるようにしていたが、しだいに空腹を感じなくなり、朝はひたすら寝ていたいと思うようになっていた。

さすがの里子も、心配して忠告してくれた。

「お父さん、お酒の飲みすぎですよ。こんなことを続けていたらきっと健診で引っかかりますよ。お父さんがいちばん好きなお酒のことをあまり言いたくはないのだけど、もう少し控えたほうがいいと思うわ」

「俺は健診で、何の問題もない健康体と言われているんだから大丈夫だ。余計な心配しないでくれ」

自分がいちばん言われたくないことを言われ、指摘はもっともだと思いながらも憎まれ口をたたいた。

その後も一年ぐらい妻とそんなやりとりをしているうちに声がかすれ始めた。

それにしても、と一男は思った。

あの東洋医学の医師は違う。これまで出会った医師たちの言うこととはまったく違う。何を言っているのかわからないところもあったが、どこかピンとくる。癌を宣告されたときは、なぜ突然病気になったのかと憤然としたが、よく考えてみたら、自分は癌になる前もけっして「元気」ではなかったのだ。もっと早くあの医師に出会っていたら自分は体の異常に気づけたのだろうか。

思い返せば、食事もかなりいいかげんだった。朝はトーストをコーヒーで流し込み、無理やり体にエンジンをかけていた。疲労感が強い日は意識的に卵を食べることで、タンパク質を取り入れるようにしていた。栄養価の高いものを食べれば疲れも取れて元気になると信じていたのだ。四十代までは、この朝のタンパク質は効果があるような気がしていた。ところが五十代になってからはタンパク質どころか、食事をとるのもつらくなっていたのが実際のところだ。朝食べないと元気が出ないと思い、無理して朝食をとっていた。昼になると空腹感が出てくるので、積極的に精がつきそうなもの、高カロリーの油っぽいものを選んで口に入れていた。朝食以外はずっと外食で、酒を飲み、深夜帰宅を続けるというかなり過酷な生活だ。

夫の体を心配し、朝は味噌汁とご飯を用意していた里子だったが、洋食を好む夫にこう語ったことがある。

「お父さん、もう年なんだし食事に気をつけたほうがいいと思うわよ。今のままでは体を壊しちゃうわ。ほら、友だちの悦ちゃんのところはね、ご主人にお弁当を持たせているんですって。

最初ご主人はあまり乗り気じゃなかったけど、健診で糖尿病予備軍と言われてからは、毎日お弁当を食べるようになったそうよ。夕食も、できるだけ家で食べるようにして、それまでよりも油を控えてさっぱりした食事に変えたら次の年の健診では異常なしですって。

糖尿病は、最初のうちは症状がなくて、放っておくと多臓器がダメになってしまう怖い病気だそうよ。だから予備軍から脱しても、検査で異常なしと言われてもお酒やタバコは控えめにして、食事も引き続き注意しなくてはならないの。その後も注意して、時間を見つけては歩くようになったら体重が一〇キロ以上も減ったんですって！　ご主人も驚いたそうよ。悦ちゃんは洋服が合わなくなって大変だって言ってたけど、嬉しそうだったわ。それにご主人も疲れにくくなって、朝がすっきり起きられるようになったって、とても喜んでいるみたい。だからね、お父さんもお弁当にしてみたらどうかしら？　私はいつも作っているからひとり分増えたぐらい何の手間でもないし、それで病気を予防できるならいいと思わない？」

「いや、俺は大丈夫だ。糖尿病と言われたこともないし、昔から丈夫が取り柄なんだからな。かかりつけの先生だって毎年褒めてくれているよ。俺のことを心配する前に、自分のことを心配したほうがいいよ。里子は俺と違って体が強くないんだからな」

今思えば、このときに里子の忠告を素直に受け入れていれば、癌にならずにすんだかもしれないと後悔したが、自分で癌になる方向に舵《かじ》を取ってしまったのだから仕方ない。

自分には素直な心が欠けていた。会社で働いていたときは、毎日大声を出し、気を鎮《しず》めるために何十本もタバコを吸い、毎晩のように大酒を飲み、体も心も鈍麻《どんま》していたに違いない。だからめちゃくちゃな生活をしてこられたのだ。自分の体のことなんて、少しも配慮しなかった。毎日がいつもどおりに動けばよしと考えていた。

病院を脱出してからは、里子の言うとおり食事にじゅうぶん注意して、規則正しい生活をするようになった。入院中は病院に身をまかせ、すべてに対して受け身だった。早く治してもらって仕事に復帰したい、酒もタバコも入院中なのだからしょうがないと考えていたが、自主退院してからは、自分の命がそのまま自分にのしかかってきた。禁酒も禁煙も、自分が元気になるためなら当たり前で、人から押しつけられてやることではなくなった。

食事は里子と一緒に考え、玄米菜食に変えた。生活も早寝早起きにした。癌は病根が深いと聞く。とにかく体によいと言われていることを自分で実践していかなくては、病が進むという体の流れを大きく変えるのは無理だろう。長年の生活のゆがみが癌を作り出したというのならなおのこと、徹底してこれまでとは反対の生活を目指した。

するとかつての自分がいかに不規則極まりない暮らしをしてきたのかがわかり、なぜあんな生活ができていたのか不思議に思えてきた。

こうした、意識して体に負荷をかけない生活を繰り返しているうちに、体は少しずつ楽になっていった。始めたばかりのころは、食事のあとは横になり、散歩のあとも横になっていたが、少しずつ横になる時間も短くなってきた。里子が朝早く仕事に出かけるので、朝食や弁当づくりの手伝いもするし、後片づけもできるようになった。さすがにその後は横にならないときつかったが。

「お父さん、少しずつよ。いくら頑張っても急にはよくならないわ。長い時間をかけて体を悪くしていったんですもの。でも、今の生活をしていれば必ず元気になると私は信じていますからね」

毎日里子に励まされ、娘や孫からも激励のメールや電話をもらうのは、本当にありがたく涙が出た。まるでマラソンの応援のようだと思った。マラソンをしている友人が面白いことを言っていた。

「今日は調子がいいからきっといい成績が出ると思って走り出すんだけど、途中から足が重くなってきて、今日は完走も無理かもしれないと思い始めるんだよ。でも沿道から『頑張ってくださ〜い』、『ゴールは思っているより近いですよ〜』なんて応援の声が聞こえてくると、急に力が湧いてきてね。もう少しだから頑張ろうって、結局は完走できるんだから、いや、応援って本当にありがたいものですよ」

一男も同じ気持ちだった。

今は単調な暮らしかもしれないが、自分には癌を克服するという目的がある。

「克服」と言っても、それは病院で徹底的に治療して癌を退治し、検査映像に癌の姿を抹殺して勝利の旗を上げることを求めているわけではなかった。癌だけを見ていたころは、早く処置しなければと思いあせったが、これまでの惨憺《さんたん》たる生活の結果の上に癌があることに気づくと、あの医師が言うとおり病根はもっと深いところにあるに違いないと思った。

ふと「病根はお腹にあると思います」という陰山医師の言葉が気になってきた。

(ということは、喉頭癌の自分が喉頭を摘出する手術を受けたとしても、病根がお腹にあるならばもとの元気な体に戻るのは難しいということか？　顔を出している病巣は氷山の一角にすぎず、木に喩《たと》えるなら枝葉か？)

他方、癌をステージで見ている西洋医学では、手術をすれば声は出なくても命は助かるという見解だ。しかし、その声が出なくなることも一男は受け入れられなかった。

(声優ではないのだし、声ぐらい出なくなっても構わないじゃないかという考えもあるが、自分はそんなふうに割り切ることはできない。命は助かっても新たな苦しみが始まるなんて、とても耐えられない)

癌が自分だけの問題ではなく、家族を巻き込み、かつ生きていく方向まで変えてしまうパワーを持っていることに一男は怯《おび》えた。

娘のおかげで東洋医学の医師と出会い、今までとはまったく異なる「病気の捉え方」を知ることができた。実際の治療はまだ始まっていないが、医師の言う「病根の治療」には興味がある。癌の治療を怖れて逃げ出すという自分の情けなさが、この医師との出会いにつながったのだ。人生はやはり塞翁《さいおう》が馬なのか。一男はそんなことを考えながら、この出会いが吉となることを願った。

四

東洋医学の治療が始まった。

「ずいぶん、気持ちが前向きになってきましたね。体の緊張が取れてきていますよ」

陰山医師はベッドに横になった一男の体を触るなり言った。

「でも、まだ疲れやすいでしょうね、この体では。おそらく何か一つやっては休み、やっては休みという段階でしょうか。今日から鍼《はり》とお灸を使って治療を始めます」

一男は自分の体の状態を言い当てられ、不思議な気持ちだった。

何となく不安そうな一男を見て医師は説明を始めた。

「福山さんに使う鍼は太さ〇・二一ミリと細いものです。太い鍼のイメージを持っていると体が自然と緊張してしまいますからね。それと、鍼を刺されると独特の感覚があると思いますが、正当な反応ですから心配しないでください。それでは鍼を刺していきますね」

全身に鍼を打ち終わると、医師はそばにいた女性の鍼灸師《しんきゅうし》に、「福山さんはお灸の未経験者ですからもぐさの量は加減してやってください。ポイントはつけておきました。あとはよろしくお願いします」と指示してにこやかに部屋を出て行った。

「私は鍼灸師の権田《ごんだ》です。福山様のお灸を担当させていただきます。熱くて我慢できないようでしたら遠慮なくおっしゃってください。今日が初めてですから手から始めます。福山さんの見える部位からだとやっていることがわかって不安が少し減ると思いますから」

「気を遣っていただきありがとうございます。よろしくお願いします」

最初の灸の熱さが心地よく、悲鳴をあげるような熱さはなかった。お灸の気持ちよさがわかり安心したせいか、うとうとしてしまった。

「福山様、お灸終了いたしました。先生を呼んでまいりますのでそのままお待ちくださいね」

権田鍼灸師は部屋を出ていった。まもなく医師が再びやってきて一男に声をかけた。

「疲れましたか？」

「いいえ、とくに何も変わりませんが」

「そうですか。病状が軽い人は、治療後はさっぱりしたとか、汗をかいて体が軽くなったと感じるなど反応がはっきり出てきます。体が鈍くなっていたり、重症な場合はまったく変化なく、反応が出るまで時間がかかります。福山さんの場合、鍼の反応は鈍いですね。ご自身が感じている以上に、体は疲れているようです。でも、奥様によればずいぶん頑張って体にいい生活を心がけているそうですから、この治療と合わせて時間をかけていけば必ずよくなりますよ。家に帰ったころには疲労感が出てくると思います。そのときは、先ほど私が印をつけた場所に、お灸をしてくださいね。あ、久美ちゃんから聞いていますか？　このクリニックでは宿題が出るんですよ。福山さんの宿題はお灸です。ご自分のためですから、ぜひやってきてください。体をしっかりさせる漢方薬も処方しておきましたから、そちらも必ず服用してくださいね」

「はい、わかりました。ありがとうございました」

初めての治療が無事終了した。

「お父さんは助手席のほうがいいわ。途中で眠くなるかもしれないわ。それとも後ろの席で横になっていきますか？」

クリニックを出て、車の運転席のドアに手をかけたとき、里子が言った。一男は自分が運転すると言いかけたが、なんとなく横になりたかったので、後ろの席に座った。里子の運転する車に乗ったことはなく、少し心配だったが、そのうち眠ってしまった。

遠くの方から里子の声がして目が覚めたときには、前回寄ったそば屋の前に着いていた。

「お父さん、お腹すかない？　私はお腹がすいたわ。このお店、この間食べたときにAプラスのランクだと思ったんだけど」

「そうだな、俺も食べたい」

二人は揃って店に入った。

「今日は前よりしっかり食べられるかな」

「あのときは、二人ともかなり緊張していたものね。でも今日は私もしっかり食べられそう。あ、かやくご飯もあるわ。これも注文しましょう。半分ずつにしますか？」

注文をすませると、里子が心配そうに聞いてきた。

「どうだった、治療してみて。つらかった？」

「いや、鍼を刺されることが怖くてあまりよいイメージがなかったんだけど、先生の鍼はちっとも痛くないんだ。これで癌がよくなるなら、好き嫌いなんて言ってられないよ。お灸もしてもらったんだけど気持ちよくて驚いてしまったよ。ところで里子、治療前に俺のことを先生に何か話したりしたかい？」

「いいえ、何も。あなたが治療を受けていたお部屋から出てきた先生と、廊下でばったりお会いしたから、『主人は頑張って、生活を変えています』と言っただけよ。どうして？」

「いやね、先生が俺の体を見るなり、まるで家での生活を隣で見ていたように言い当てたんだよ。もうびっくりしちゃってさ」

「へえ、すごいわね。どうしてわかったのかしら？　ひょっとして先生も女性の第六感が働くのかな。そんなわけないわよねえ。そういえば佐和子が久美ちゃんから聞いた話でね、久美ちゃんのところの下の公平君は喘息《ぜんそく》なんだけど、先生は彼の体を診《み》たあとに『このお子さんがお腹にいたときに、何か心配事とかストレスがかかることはなかったですか？』って聞かれて驚いたそうよ。

というのも久美ちゃんのお腹に公平君がいたとき、お母さんが亡くなっているの。膵臓《すいぞう》癌が見つかったんだけど、すでに手遅れでね。手術はできないので抗癌剤治療しかないって言われたらしいの。久美ちゃんはそれはお母さんにかわいがられて育ってきたから、とてもショックで、もう何日も何日も泣き通しだったそうよ。そのうちお腹が急に痛くなってきて、心配で病院へ行ったら切迫早産の危険があるって言われてそのまま入院してしまってね。本人はすぐに退院してお母さんの看病をするつもりだったらしいんだけど、なかなか安定しなくて、結局二か月以上も入院していたそうよ。ようやく退院が決まって、やっとお母さんの病院に行けると喜んだのもつかの間、お母さんはその日に急変して亡くなられたんですって。あまりにもショックで、またお腹の具合が悪くなって、結局退院もできなくなってしまったんですって。どうしてもお母さんの最期の顔をひと目見たいと正志君につきそってもらって、点滴の針をつけたまま外出させてもらったそうだけれど。公平君の妊娠中は、精神的肉体的にもかなり苦しかったみたい」

「久美ちゃん、かわいそうだったなあ。しかし無事出産したんだからえらかったよ」

一男は目頭が熱くなってしまった。

「そうなのよ。だからね、東洋の先生に妊娠中のことを聞かれて、驚いてしまったんですって。『妊娠中に母親を失った悲しみと、息子の喘息に何か関係があるんですか?』って尋ねたら、先生はお腹にいる胎児は母親の精神状態にはとても敏感だって答えたそうよ」

実際、妊娠中に母親を失った悲しみと、そのときに胎内にいた子どもの喘息にどんな関係があるというのだろう。陰山医師は、胎児が母親の体の中で受ける影響について、次のように語ったという。

「もちろん、もともと持っている胎児の気質があるので、影響の受け方には強弱はあるでしょう。東洋医学では、悲しみは肺に影響すると考えられています。公平君はお母さんにしっかり甘えていて、親子関係はとてもうまくいっているように見えるし、あなたも本当によくやっていると思いますよ。でもね、公平君を見ていると、長男の信平君と違ってお母さんの顔色を無意識のうちにうかがう仕草が気になったのよ。それとどこか自分の気持ちを押さえ込むような感じがしたの。この子が喘息の発作を起こす原因は、ハウスダストやダニのような表面的なものではなく、もっと深いところ、つまり、胎児のころにあるんじゃないかと考えたのよ」

確かに、久美が切迫早産で入院していたときは、母親の病気のことを考えるだけで心配で苦しく、悲しさのあまり食欲などまるでなかった。お腹の子どものために無理をして食べようとしていたが、本当につらい日々だった。

「そんな大変な試練を乗り越えて生まれてきてくれたのよね。あなたも公平君も本当にえらかった。今はもう姿は見えないけれど、もしかしたらあなたのお母さんも出産をあと押ししてくれたかもしれませんよ。公平君は、お腹の中でたくさんのストレスを無意識のうちに受けていたのだと思います。でも同時にお母さんの愛情も感じていたから踏ん張ることができたのではないかしら。だからね、公平君を育てていくうえで大切なことは、本人の気持ちを正直に吐き出させることです。彼はとても繊細なところがあるようですから、高圧的な強い言葉をかけると自分の気持ちにふたをしてしまい、喘息の発作が引き起こされるかもしれませんね」

久美にとって驚くことばかりだった。子どもに対する接し方が喘息と関係しているとは。

医師は続けたそうだ。

「大丈夫、最初は人の顔色をうかがう傾向がある子どもでも、お母さんが優しく愛情をもって寄り添い、子どもの言うことに耳を傾けていれば、あとは子どもが成長とともに克服していきます。集団の中でもちゃんと自分を出せる勇気が持てるようになっていきます。そのために、ここではその勇気を生み出す体づくりと、生命力を高めるような治療をしていきます。治療を続けていけば、いつの間にか喘息も完治するでしょうから安心してください」

その言葉に、久美はホッとしてボロボロ涙が溢れたという。

この話を聞いた一男は、陰山医師は表面的に起こっている症状だけを見ているのではなく、もっと深いところで病気を捉えているのだろうと実感した。自分たちは西洋医学に慣れきっているかもしれない。医者から血液や画像の検査データを見せられて病名が判明し、そしてその病気を治せば元気になれるし、もとの生活に戻れると思いがちだ。一般的に喘息はハウスダストやダニなどの微生物が原因とされるから、喘息と診断されたら部屋じゅうを掃除しなければならないと考えられている。そんなコマーシャルを見たこともある。だが人間の体はそんなに単純なものではないのかもしれない。おそらく、喘息であってもその病気の根っこは人によってさまざまなのだろう。もっと深いところから病気の根っこは作られているという先生の考えが、少しわかったような気がした。

「病名が同じだからといって、同じ道を歩くわけではないんだなあ」

一男はつぶやいた。

五

「同じような治療をしても、よくなる人もいれば、悪くなって死んでしまう人もいて、なぜこんなにも結果が違うんだ」

かつて会社の人がそう言っていたことがある。一男は入院中に出会った大腸癌の男性からも、こんな話を聞いたことを思い出した。

「僕は癌と言われて、最初はすごくショックだったさ。でも、他に転移がないので『手術の適応あり』と言われて、この癌を切り取れば助かると思って手術を受けたけど、手術のあと、癒着によるイレウス（腸閉塞）で開腹手術を三回もやって大変だったんだ。同じ日に手術を受けた松井さんは六十歳で僕より十歳以上も年上なんだけど、術後がよくて着々と退院の準備を進めていてね。かたや僕は点滴につながれて苦しんでいる。松井さんはその僕の世話までしてくれて助かったけど、内心、なんで松井さんは順調なんだって思ったよ。松井さんは退院してからも時どき病室に顔を出して、僕の愚痴を聞いて慰めてくれた。ずいぶん気持ちが楽になって嬉しかった。病院で友人ができるとは思わなかったけどね。

なんとか退院できてホッとしていたら、今度は腫瘍《しゅよう》マーカーが上がってきて抗癌剤を使うことになったんだ。で、定期的に抗癌剤の点滴を始めたわけだけれど、そのたびに食欲がなくなってどんどん体重が落ちてしまってね。フラフラするから通院できないと担当医に訴えたら、入院をすすめられてしまったの。僕は抗癌剤が怖くなってきていたから、『しばらくは家で休みます』って言ったんだけど、担当医は女房に『ご主人は大切なときだから、抗癌剤は中止しないほうがいいですよ』なんて言うわけよ。『過去のデータからもこの抗癌剤の有効性は証明されています。ベッドはいっぱいですが、看護師長と相談してご主人が入院できるよう手配しますから』とまで言われて、もう女房は感激しちゃって、こんなに先生が心配してくれているのに、何をわがままなことを言っているのかしらって、医者に僕を説得して連れてきますって約束してくる始末。なんて言うか女房もどこか他人事《ひとごと》で、病人の苦しみがわかっていないのよ。で、こうして女房に説教されてまた入院することになったというわけ。すっかり仲良くなった松井さんは時どき見舞いに来てくれるから嬉しいけど、趣味を活かして第二の人生を生きている、なんて話を聞くと羨《うらや》ましくてね。素直に喜べない自分がいて嫌になるのよ。でも一日中ベッドで寝ていると孤独感でいっぱいになるから、つい松井さんには『また時どき顔を出してください』なんてお願いしたりしてね。松井さんはとてもいい人で、僕の寂しさや苦しさを見抜いている感じで、自分のことはあまり話さず、僕の話を聞いてくれるの。自分も癌をやっているから、同病の人の気持ちがわかるらしい。

元気なときは強気が邪魔をするみたいで、こんな簡単に友人ができないのに、入院すると病気という共通の弱みがあってなのか、お互いに素直になれて、友だちになりやすい気がするよ。松井さんなんか、同じ大腸癌で偶然同じ日に手術を受けたというだけで、親近感が出てきたもの。同じ日に同じ大腸癌で手術を受けるまでは同じだったのに、その後がまるで違ったの。よくなる人は本当にすーっとよくなっていくのに、僕みたいにイレウスになったり腫瘍マーカーが上昇したりと、まったくスムーズにいかない人もいる。しかも聞いてみると病巣の大きさは、僕より松井さんのほうが広がっていたんだ。執刀医も同じ医者なのに、なんでこんなにも予後が違うのかとあせっちゃうのよ。でもさあ、反対に松井さんの術後が悪くてすぐに亡くなってしまったとしたら、また別の意味であせっただろうな。いよいよ次は自分かってね。人間って本当に複雑にできていてさあ。死ぬまでこんなことを繰り返すのかと考えるとうんざりするね」

彼の話を聞いたときは、単なる愚痴だと思って聞き流していたが、陰山《かげやま》医師の話を聞いてからは、同じ病気でもそれだけ経過が異なることに納得がいくようになった。人間の体は実に複雑にできているのだ。たとえ病名が同じでも、その病根は人によって違うし、深さも異なるのだから術後の経過もまたそれぞれなのだろう。そう考えているうちに、一男は「病名の奥にある病根をしっかり見ることが重要だ」という陰山医師の言葉を思い出した。

喉頭癌の病根が、自分の場合は腹部にあるというのだから、まずお腹をしっかり治していかなければならないことが理解できた。自分はもともと臆病者なうえに、疑り深いところがあり、何でも人任せにするのは生理的に耐えられないところがあった。納得しなければ物事を進められないタイプで、医師が専門家とはいえ、言われるままに従うのには嫌悪感があった。もちろん医療については素人だが、自分の命にかかわる問題だ。結果が良ければいいが、もし治療がうまくいかなかったときに、「癌ですから仕方ありません」のひと言で片づけられるのだけは避けたかった。

しょせん自分は、医療者にとっては大勢の患者の中のひとりにすぎない。しかし自分にとっては、たった一つの命である。だからこそ、治療の方法は慎重に選びたい。そうすれば結果が思わしくなくても、恨むことなく受けとめることができるかもしれないと思った。

普通、検査で癌と診断されると、治療はどのように退治していくのか、癌のある部位に焦点を当て、手術か放射線か抗癌剤かの選択をしていく。陰山先生に出会えて嬉しかったのは、なぜそこに癌が宿ったのか東洋医学的な視点から探り、納得のいく説明をしてくれたことだ。それまで自分が感じていた疑問が解決されたようだった。

癌は一般には忌み嫌われる存在だ。一男も癌にだけはなりたくないと思っていた。臆病者なので、癌になったら怖くて精神的にもたないだろうと思っていた。ならばもっと謙虚に規則正しい生活を送っていれば癌を予防できたかもしれないのに、実際には病気になるようなことばかりしてきた。自分の体が思いどおりに動いていたので、ブレーキをかけることなく欲望のままに突き進んでしまった。

いつかは自分も死ぬのだろうと漠然と考えたこともあったが、まさかこうも早く癌が自分に降りかかってくるとは。親戚の年寄りが癌になって死んだと聞いても他人事だった。一男の父は脳溢血《のういっけつ》、母は肺炎で亡くなった。兄弟は健在で身近に癌で亡くなった人はいない。仕事の関係者が癌になったという話を聞いても同情するだけだった。

癌は疫病神で絶対に近づいてほしくないものだと思っていたが、その癌が杓子定規《しゃくしじょうぎ》な自分を粉砕してくれた。自分は死につながる病気にでもならないと変わることができない愚かな人間だとわかった。そんな自分にこれだけ多くの気づきを与えてくれたのだから、神や仏に感謝するばかりである。

陰山医師の治療を受けるようになり、三か月ほど過ぎた十月半ばのことだった。

「福山さん、体調はいかがですか？　右の腰が痛くなったり、足がつったり、湿疹が出たり風邪っぽくなったりしませんか？」

「今のところ何もありませんね。少しずつですが体力がついてきている感じはしますが。先生、何か異常のサインでもありましたか？」

「いいえ。でもこれからさらに治療を進めていくと、いろいろと症状が出てくると思います。それはこの治療の結果で体が動いてきた証拠ですから、心配しないでいただきたいと思って。あらかじめお話ししておかないと、患者さんによってはすぐに病院へ行って薬ですまそうとするのでね。私の治療を続けていると、体の自然治癒力が高まって、体が異分子を排泄《はいせつ》して病気を治そうと動き始めます。人間の体は、それが体にとって不要なものだと判断すれば、体外へ押し出してきます。私はこれを『体の掃除が始まった』という言い方をしています。

この『掃除』によって出てくる症状はいろいろです。一般の病院にかかると、『アレルギーですね』とか、『単なる炎症でしょう』とか、多くは『原因不明ですね』と言われ、症状を薬で抑えてしまいます。その結果、せっかく始まった体のお掃除を止めてしまうことになるのです。ですから、治療によって生じた症状を西洋薬で抑えるのは絶対にやめてください。現れた症状は、東洋医学の治療で治していくことが大切なのです。体を甦《よみがえ》らせるには、この体の掃除が必須になります」

陰山医師はこれから起こるであろう「体の掃除」に伴う症状について予告してくれた。

「体の掃除とは人間の体に備わっている自然治癒力のサインです。とくに癌などの大病を根治させていくにはこの掃除は不可欠です。この掃除を繰り返し行っていくことで、異常な方向へ走り出している体の流れにブレーキをかけることができるのではないかと考えています。さらに鈍くなっていた感覚が甦ってきます。癌という異物を生み出した体のしくみをもとに戻すことをしていかなくてはならないのですが、リセットボタンをひと押しすればそれでOKという、そんな簡単なものではありません。いったん異常な方向に走り出した体が、まずはそちらの方向は間違いであることに気づかなければなりません。

治療を続けていると、この異常な流れでいることが何かとても不自然で、嫌だという感覚になります。そして何かもっと楽に流れていくことができる道を本能的に探そうとします。生命が、掃除がすんで風通しのよくなった体の中の正常な流れに気づいたとき、それまでの異常な流れは自然とオフへと切り替わると思うのです。私の鍼やお灸は、一般の鍼灸のように症状を楽にするという目的ではなく、体に自然な『掃除』を促し、体を正常な方向へ動かすための手段として使っています。処方する漢方薬も、弱った体を引き上げたり、『掃除』によって起こった諸症状を上手に発散させる道具なのです。

体が正常な方向へ舵《かじ》を切ると、癌を異物として認識し、異物排除機能が活発に働き始めます。そして結果として癌は根治へ向かうのだと思います。人間が知識で病巣をいじるより、自然な排除機能に任せるほうが想像を超える体の働きを見ることができるのではと感じています。癌という難しい病気を根治させる鍵は、高い免疫力と正常な異物排除機能の復活でしょう。私ができることは、体の中で行われている癌の排除がスムーズに進むようお手伝いすることです。人為的に体の外から病巣を排除しようとどんなに頑張っても、限界があるように感じています」

一男はじっと耳を傾けていた。

「体の掃除に直面するたびに、患者さんたちは実にさまざまな症状が表面に出てきて悪戦苦闘するのですが、その症状も東洋医学的治療で乗り切ると、体の重石が一つ二つ取れたような感じになり、少しずつ元気になります。癌といっても病根の深さは人それぞれです。西洋医学は広がりで癌のステージを決めますが、私は病根の深さとその人が持つ免疫力で判断しています。そもそも治療を始めてから体の掃除が始まるまでの期間も個人差がありますし、掃除の強弱も人によります。私の役目は、出てきた症状を速やかに発散させ、患者さんに不安を与えずに体のバランスを整え、免疫力を上昇させて防衛機能を充実させ、体の変化を先読みすることだと考えています。先読みといっても、別に私が特殊能力を持っているわけではありませんよ。東洋医学的に見ているとある程度は先が見えてくるという意味です」

長年無理を重ねてきた自分でも、体の流れが正常な方向へと切り替わるのだろうか。

「福山さんのように、何十年にもわたって大酒を飲んできたのに肝臓の検査に引っかからない人はけっこういらっしゃいます。『正常』と診断されればお酒を飲み続けている人も多いと思います」

確かに自分はそうだったと思い返し、一男は深くうなずいた。

「うなずいている福山さんもそうだったのでしょう。でも私のように異なる視点であなたの体を診ると、アルコール漬けの肝臓が元気であるはずもなく、縮み上がっているのがわかります。東洋医学には、お灸のツボと言われている経穴《けいけつ》と、気血《きけつ》が流れめぐる十四の経絡《けいらく》があり、それらが五臓六腑と体の表面をつないでいるとされています。この考えでいくと、肝臓を機械で見なくても、肝臓とつながっている経絡や経穴を見ることでその人の肝臓の状況がある程度つかめるのです。ただ体は複雑かつ巧妙にできていますから、一つの診方《みかた》だけで判断はできません。複合的に東洋医学的視点から診ていかないと真実に到達することはできないのです。ここは専門家の技量が強く要求されるところだと思います。福山さんは疲れが取れず、癌を発症する前にずいぶん苦しんだ時期があったとうかがいました。私が考えるに、福山さんの五臓六腑はかなり疲弊していて、とくに肝臓と腎臓が悲鳴をあげていたのではないでしょうか」

「あのときは本当につらかったです」

「冷たいものを食べたり飲んだりしたあとにお腹が痛くなったり、下痢をすれば『お腹を冷やしたからだ』とわかりますよね。このように原因と結果がわかりやすければいいのですが、実際にはその関係は複雑でよくわからないことが多いものです。自覚症状が強いほどその部位に目がいってしまいがちで、私たちは、症状のある部分の検査をして治療をしてもらうことに慣れていますからね。江戸時代までは東洋医学が中心でした。明治時代以降、日本の医学の中心は西洋医学に変わりました。西洋医学は感染症に強く、長い間『死病』と言われていた結核の治療においては劇的な効果をもたらし、多くの患者を助けました。これは薬の効果を最大限に示した出来事です」

「日本人が薬を頼るようになったのは、この影響が大きいのでしょうね」

「それがきっかけとなって、現代に至るまで薬信仰は続いています。戦後、焼け野原だった日本が急速な経済発展を遂げ、暮らしは豊かになりました。洋風文化の影響で生活は様変わりして、食事も戦前とはずいぶん違い、高脂肪高カロリーの食生活へと変化しています。その結果、戦前には問題にならなかったような病気が目立つようになり、病態も複雑化しています。国民皆保険の制度も手伝って、わずかな不調でも気軽に病院にかかれるようになり、病院に多くの患者が溢れているというのが、今の日本です」

「私の入院していた病院も、いつも患者さんで溢れていました」

「私たちは、いつのまにか医療を巨大産業に作り上げてしまったのです。どの医療機関でも安くかかれるから、『体が悪くなったらいつでも医者に行けばいい』という安易な考えが浸透してしまいました。そんなバックグラウンドがあるから、めちゃくちゃな働き方をしてでもお金を稼いで、いい生活ができることこそハッピーなのだという人を多く生み出してしまったのでしょう。今のネット時代、肉体を動かして汗水たらして働かなくても、エアコンの効いた部屋でパソコン操作をするだけで利益が得られます。毎日、脳と目を酷使して、得られる収益の数値との格闘を何年も繰り返しているうちに、感覚が鈍くなり、強い刺激を無制限に追い求めていきます。方法は人によりますが、福山さんの場合はそれがお酒とタバコだったのでしょう。毎日のように飲んでいる人は年とともに肝臓のことが気になり、年に一回の健診でチェックを受けてはいます。でも結果が正常と出るとあたかも難関関所をくぐり抜けたような気持ちになり、また飲み始めます。そんなことを繰り返している人は大勢いますが、福山さんもそのおひとりだったのでしょう」

「そのとおりです。でも、癌になって、生活や食事を変えてみると、病気になる前の生活がいかに異常だったかがわかります。なんであんなことができていたのか、今では理解に苦しみますね」

「そうでしょうね。人間の体はまさに『不思議の塊《かたまり》』です。ある刺激に対する反応を続けていると、その刺激では満足できなくなってより強い刺激を求めるようになります。心も同じです。愛情でもお金でも『もっともっと』と欲求が増し、天井知らずに膨張して歯止めがかからなくなってしまいます。ところが、人間は有限な生き物で、それぞれ寿命があり、生命はエンドレスではありません。東洋医学ではこのように『もっともっと』と行き着いたところに達することを『極まる』と表現します。そして、そこを境に真反対の方向に変化するという考え方があります。どんないいことも悪いことも永久には続かないし、どんなに立派な肉体であっても衰えていきます。この真理の上に人間が生きているとすれば『ある日突然』という形で異常を感じるなど、さまざまな出来事が起こり得るわけです」

一男の場合、突然の癌宣告がそれだったのだろう。

「そうなると、どうしても生活を変えなくてはなりませんから、『何で自分が』と思ってしまうのも無理はないでしょう。福山さんもそうですよね？　なにしろ、今までの生き方を変えざるを得なくなってしまったのですから。癌への憎しみ、死につながる病気に対する不安や恐怖が増してきてどうしたらよいかわからなくなって、病院を飛び出してしまったのでしょう？　でも家で静養しているうちにずいぶんといろんな『気づき』を得て、今までとは異なる世界が見えてきて驚いている、といったところでしょうか。『気づき』は癌に対する気持ちを大きく変えますから、憎しみは少しずつ消えてきているのではないかしら？」

「先生は、自分のここまでの経緯をまるで一部始終見てきたように話すんですね。いや、不思議でなりません。まったくそのとおりです」

「福山さん、東洋医学は検査器械を使わずに人間を診ていくわけですから、患者さんに起きている症状だけを見ていては、正しい診断はできません。なぜその症状が起こってきたのかを、しつこいほどの問診と多角的所見と、その方が歩んできた人生とを合わせて複合的に判断します。そうしないと何も見えてきません。断片的な捉え方だけでは、患者さんを深く診ることは不可能なのです。

東洋医学の深遠さは、しっかり向き合わないとわからないと思います。たとえば漢方薬であっても、西洋医学の視点でちょっと処方しただけでは東洋医学のよさはわからないと思いますよ。四千年の歴史という巨大なバックグラウンドを持つ医学を、ただ『古いもの』として一掃する傾向が続いていますが、私はとてももったいないことだと思っています。東洋医学はいいかげんなものではなく、本物だからこそ四千年という長い長い時間を越えて現在まで続いているのです。もちろん、四千年前と現代では、人が悩まされる病気は違うでしょう。過去の漢方の文献を読むと、当時は感染症との戦いが激しかったようです。現代は抗生物質や抗菌剤が発達しているおかげで、昔ほど感染症を怖れなくなっていますが、その代わりにストレスや食生活、仕事の多様化がもたらすアレルギーや癌、膠原病《こうげんびょう》が目立つようになりました。

西洋医学の治療は対症療法です。短時間で症状を消してしまいますから、患者さんは『簡単に治った』と思い、自分の生活を何も変えず、それまでと同じ生活を繰り返すのですから、当然症状は再発してきます。ときには別の部位に新たな症状が現れたりします。そのたびに薬で抑えていきますから、病状は慢性的になり、いよいよ病院から離れられなくなってしまいます。その流れを断ち切るのが『気づき』なのです。

私は患者さんの『気づき』を助けるのが東洋医学だと考えています。患者さんが繰り返し訴える症状が炎症性の疾患であっても、なぜ繰り返すのかを東洋医学的な視点で見ていくと、生活の中で気づかないうちにやっていることが、その症状の誘因である場合が多々あります。そこに気づくことができるかどうかで、しつこい病気とも縁を切ることができる。一番助かるのは患者さんですね。『気づき』を得た人は、当然のことながら生活そのものが変わりますから再発は起こらず、医療機関から離れることができます。病院の立場から考えればひとりの患者さんを失うことになりますが……。その小さいことの積み重ねが国家の医療費支出の抑制につながるのではないでしょうか。現代における医学の中心は西洋医学で、すぐれた医療器械を駆使した医療が推《お》し進められていますが、残念ながら国の医療費は膨張の一途をたどっているのが現実です」

「自分は病気になって、本当にいろんなことに気づかされ、人生観が変わりました」

「『気づき』によって、自分の敵だったはずの癌を別の視点で見られるようになったことは、福山さんにとって収穫でしたね。あら、ずいぶん長いことお話をしてしまってごめんなさい。お疲れになったのではありませんか？」

「いやあ、いろんな話が聞けて参考になりました。おっしゃるとおり自分は仕事人間で他に何の取り柄もなくて仕事に執着していました。毎日がスムーズに流れているのはごく当たり前のことだと思って生きてましたし、自分の体に感謝なんてしたこともない傲慢無礼《ごうまんぶれい》な人間でした。酒もタバコも必需品だと思い込んでいましたから、妻から注意されても無視してやりたい放題やってきた結果、癌になりました。癌のすごさを感じたのは、あれだけ執着していた仕事をあっけなく手放してしまったことです。今までの自分だったら、辞めたあとのことを考えると不安になり、何だかんだと言って仕事にしがみついていたと思います。当初は癌になったのだからハードな仕事を続けていたら助からない、だから辞めたのだと思い込んでいました。けれど時間が経つにつれ、実は癌になる前から、仕事が自分にとってかなりきつくて、それを酒で紛らわせていたことに気づきました」

陰山医師は一男の話を微笑みながら聞いていた。

「癌のせいで疲れていたのか、体への無理が重なって疲れていたのかはわかりませんが、仕事をもてあましていたのでしょう。『気づき』は大切ですね。『気づき』がないとただ流されていくだけです。自分の体だというのに、舵取りがまったくできないことがわかりました。癌と言われたとき、喉元に鋭い刃物を突きつけられた感じで、怖くて怖くてどうしようもなかったんです。癌が自分の体に存在していることが耐えられず、一日も早く消えてもらいたいと、西洋医学の先生に頼ったわけです。癌が喉頭にできたことについて、何でこんな場所にできたのかわかりませんでした。しかし先生は、東洋医学的には咽喉《のど》とお腹はつながっていると教えてくださった。そして私の体を見て、これまでのひどい生活ぶりを言い当てました。ハッとしましたよ。ようやく、喉頭にできた癌と過去のひどい生活とを結びつけることができました」

「福山さんはかなりめちゃくちゃな生活をされていたようですね」

「仕事が順調にいかないとイライラして、タバコは一日に二、三箱も吸っていました。そして深夜の深酒も。五十歳を過ぎたころは、こんな生活を続けていてよく体がもつなあと思ったこともありました。おかげさまで少しずつですが真っ当になり、今では、癌は自分が作り出してしまったのではないかと思えるようになりました。最初は、ある日突然癌が降ってきて自分に当たったような感覚でしたが、今は癌を受け入れられています」

「それはよかったですね」

「はい。おかげさまで、癌を以前のようには怖れなくなりました。今はただ、先生のおっしゃる『体の掃除』を繰り返すことで癌を克服していきたいと願っています。先生が驚かれたほど悪いこのお腹を治さないと、何も始まらないと思っています。とくに肝臓にはずいぶん負担をかけたという実感がありますので。先生のお話を聞いてからというもの、肝臓は私のことを恨んでいるんだろうなあと自責の念にかられ、時どき肝臓のところに手を当てたりしています。気休めですけど、少しでも自分が反省している気持ちを伝えたくて。妻も私がずいぶん変わったと驚いています。『仕事用ロボットで、毎晩お酒のガソリンを満タンにしていたときと違って、今は温かい血が流れている人間に戻った』なんて言われましたよ。これも先生にたくさんの『気づき』をいただいたからだと思います。本当にありがとうございます」

「福山さんはまだスタートを切ったばかりでしょ。これからが大変なんですから、『ありがとう』は癌を克服してからにしてくださいね。さあ、待合室で奥様が待ちくたびれているかもしれませんから早く行ってあげてくださいね」

「今日、先生とお話しできたことを妻に伝えたらきっと喜びます。『なんで私を呼んでくれなかったの、一緒にお話を聞きたかったのに』ってしばらく言われそうです。また次回もよろしくお願いします」


待合室に戻ると里子の姿はなかった。

「奥様はお車の中で待っているそうです」

スタッフに言われ、会計をすませると急いで車へ向かった。

里子は車の中で運転席のシートを倒して寝ていた。窓ガラスをコツコツたたくと、その音で里子は目を覚ました。

「待たせてごめん」

助手席側のドアを開けようとしたところ、里子が助手席の窓を開けてくれた。

「今日はずいぶん長かったわね。途中で必ず眠くなるから、後ろのシートでいつものように横になったほうがいいわよ」

そう言って後部ドアのロックを解除した。

「お父さん、とても顔色がいいわ。何かあったの？」

「たくさんあったから、おいおい話すよ。それにしても今日は待ちくたびれただろう？」

「お父さんが治療室に入ってしばらくは待合室に腰かけていたんだけど、今日は子どもが多くて、つきそいの親も一緒だから待合室がいっぱいになってしまったの。『久美ちゃんもああして二人の子どもを連れてくるのかしら』なんて思っていたら、小さい子どもを抱っこしながら立っているお母さんがいたので私の席を譲ったのよ」

「ということは、ずっと車の中で待っていたのかい？」

「そうではないのよ。あのね」

里子はある女性との出会いを話し始めた。

六

クリニックの待合室で席を譲った里子に、少し離れたところに座っていた女性が声をかけてきた。

「私の横、空いていますよ」

「あ、ありがとうございます」

正直なところ、車の中で待っていようと思っていたのでどちらでもよかったのだが、親切に声をかけてもらえたのが嬉しくて、里子はその女性の隣の席に座った。

「あら、少し狭いかしら?」

その女性は詰めて座り直しながら、里子に話しかけた。

「子どもたちの治療は幼稚園や学校の関係で土曜日に集中しているって聞いていましたけど、今日は学校にあがる前のちびちゃんがいっぱいいね。私は毎週火曜日に来てて、奥様のことはたぶん二回ぐらいお見かけしているかしら。ご主人様のつきそいですか?」

「まあそれは失礼しました。新参者で自分たちのことで精一杯でしたから、他の方に目を向ける余裕がありませんでした。私たちはこのクリニックにやっとたどり着いたんです。主人や娘夫婦と、体を全体的に診《み》てくれる医療機関を一生懸命さがしていたのですが、見つからなくて。本当にひょんなことからこのクリニックを知ったんです」

「どのようにして?」

その女性は興味深げに尋ねた。

「娘が久しぶりに学生時代の親友と電話で話したとき、たまたまその親友の二人のお子さんがアトピーと喘息《ぜんそく》でこのクリニックにかかっていることがわかったんです。通院に往復二時間以上もかかると聞いて、何か特別なことをしているクリニックなのかと思ったようです。でも、そのお友だちの話から、西洋医学の先生とは全然違う見方で体を診てくれるとか、治療方法も優しくて子どもたちもその治療が大好きだって聞いて、娘がピンときたようで、すぐに私たちに教えてくれたのです。私も話だけでしたが、心に強く響くものがあったので、すぐに予約したんですよ。前にも娘からは他の専門家の情報をいくつかもらったことはあったのですが、なかなか心が動きませんでした。それでもそのころは追いつめられていたので、気乗りはしませんでしたが、とにかく受診してみました。私が行く前から『たぶんだめだと思うけど』なんて言うので、主人からは『君の直感は食べ物屋だけにしておいてくれよ。俺の命がかかっているんだから、もっとまじめに取り組んでくれ』なんて言われたりしましてね」

「わかります！　男性は女の直感をばかにするけれど、下手な知識よりよほど当たりますよね。でもその食べ物屋って？」

「たいしたことではないんですよ。外で食事をするときに、初めてのお店でも外側からの様子を見るだけで、美味しいかどうかがわかることが多いんです。実際に入ってみると、かなりの確率で当たります。理論派の主人にはわからない世界のようですが、最近は実績を積んだせいか『店選びはあなたの仕事だね』と評価してくれるようになりました」

「お金を払って食べるのなら、美味しい店に入りたいですよね。とはいっても素材の味を活かした良心的なお店に出会うのは難しいわ。奥様はよいお店を直感的に見つけるのだからすごいことですよ」

「お褒《ほ》めにあずかり、光栄です」

ちょっとおどけた里子の言葉に、二人は顔を見合わせて笑った。里子はその女性に初めて会ったとは思えない親しみを感じたことが不思議だった。

「実は私も、このクリニックにようやくたどり着いたくちなのよ」

この女性は陰山《かげやま》医師を含めたこのクリニックで実践されている東洋医学に対する考え方に、いたく心酔しているようだった。

「最近は東洋医学の考え方を支持する人は増えているようだけど、それでもまだ少ないですよね。日本の医療は西洋医学中心で、国をバックに医療産業を発展させているように思えて、私はどうしても好きになれないの。なんていうか、医療なのに薄利多売的なやりかたでしょう? だから病気に対する予防意識が国民の中に育たないし、それどころか医療への依存は強まるばかり。自分の身は自分で守るという精神が薄れて、それは結果として国民を堕落させてしまうのではって思ってしまうのよ。安いって聞いて不愉快になる人はいないと思うのね。でも人間ってすぐ安さに慣れてしまうから、もっと安く、もっともっとを続けていくと、当然そこに生まれてくるのはごまかしと粗悪品だわ。安いものは大切に扱われないから、ほとんどの人は乱暴に取り扱って、役に立たなくなったら捨てればいいと思っているから、ゴミだけが増えるでしょ。今はエコの時代だからゴミが少ないほうがいいわけじゃない。

私が怖いなあと感じているのは、人間の取り扱いもそうなってきているということなの。ほら、西洋医学って対症療法だから表面的な症状を消したり止めたりしてくれるじゃない。それだけで素人は治ったような気になると思うのよね。でも、このクリニックの先生のように症状の原因を掘り下げてくださると、自分が生活や食事の仕方に対していかに無知だったかに気づかされるわ。だからこそきちんと治すことができるけれど、普通は何の気づきもなく終わりなの。治ったと思ってまた以前と同じような生活をして、またどこかが悪くなって病院へ行くということを繰り返している人って多いんじゃないかしら？　だんだん慢性的になって、よくならないと言っては病院を渡り歩いたりしてね。どの病院にかかっても同じような薬が処方されるわけで、代わり映えしないことに鬱々《うつうつ》としている人も多いと思うのよね」

「私もそう思います。どこへ言っても言われることは同じなんですよね」

「そうそう。たとえばね、医療にもう少しお金がかかるようになれば、安易に病院にかかる人は少なくなるのではないかしら。風邪をひかないようにと思えば、服装や食べ物に気をつけるわよね。それによって体も丈夫になって、病院にかからなくてもすむ人はきっと増えるでしょうね。私たち自身が病院へ行く前に立ち止まって本当に必要かどうかを一瞬でも考えることができるようになれば、反対に医療もよりよいものを提供しようと努力するかもしれないわ。そういうことを繰り返す中で価値観が変わってくるんじゃないかしら。今まで当たり前のように病院に行っていた人も、今日は風邪気味だから足湯でもして早く寝てしまおうとか、そんなふうに考える人が増えてくるといいのだけど」

「病院に行って薬をもらって、を繰り返しても、なかなかよくならないことはありますよね」

「予防していれば薬も使わなくてすむのにね。とくに小さい子どもについては、何でも薬を飲ませてすませる治療は気になるわ。薬を使うより、自然治癒力を利用したほうがいい場合もあると思うもの。でもね、私も以前は病院にかかって検査をすれば安心だと考えていたの。ところが知り合いが毎年検査を受けていたのに、ある日突然ひどい腹痛で病院へ行ったら、末期癌と言われたと聞いてショックでね。検査をしていても安心できないんだっていうことを学んだわ」

「その方は、病院に行くまで何も症状はなかったのかしら?」

「どうかしらね。陽子先生もおっしゃっていたけれど、生活していて何かいつもとは違うなあと感じても、毎日が忙しいからそのままにしてしまう人って多いと思うわ。たとえ疲れやすくなったとか、ムカムカして食欲がないとか、めまいがするとか何かあっても、仕事が忙しくて休めない人は、薬を飲んでとりあえず症状を落ち着かせたいと考えるでしょう。病状が消えれば、自分の生活のどこも変える必要がなくなるわけで、『よかった』と思うわけよ。でも、その症状が自分に何かを訴えていると考えれば、対応の仕方は変わるはずよ。

まず自分で最近の生活を振り返ると、クーラーで冷やしすぎていたり、夜遅くまで起きてて寝不足が続いてたりとか、食事もいい加減だったりといろいろ出てくるわ。そのとき足湯をして体を温めたり、夕食を早くして十時前にベッドに入ったり、何でもいいから自分の生活を少しでも変えて体が楽になるようにすることが大切な気がするの。その結果、体がもとに戻れば万々歳で、悪い方向に向かおうとしていた体の流れを止められることが、すごいことらしいわ。えらそうに語ってしまったけど、この考え方はみんなこのクリニックの先生に教えていただいたことなのよ」

「とても大切なことですね。私の主人は、自分の体からの訴えを無視した悪い例だと思います。仕事人間で大酒飲みでヘビースモーカーでもうめちゃくちゃな暮らしでしたから。やめるように何度も言ったのですが、まったく耳を貸しませんでした。年に一回の健診でも問題がなかったので、私の言うことなど聞く耳を持ちませんでした。今は自主退職して穏やかに暮らしておりますけれど」

「ずいぶんと体に負担をかけてこられたのね」

「陽子先生は主人の体をひと目診ただけで、主人の過去の生活を見抜きました。主人は、自分の病気は空から降ってきたものだという感覚でいましたが、最近は自分の病気とそれまでの生活がようやく結びついたようで、『なんてバカなことをしたんだろう』と言うようになりました。先生のおかげでたくさんの『気づき』をいただき、変わることができたんです。ふつうに考えると病気はマイナスな出来事ですから、主人も病気とわかったときにはネガティブな方向に流されていました。でも『気づき』を重ねていくうちに、病気が主人の人生の最大のプラスになったんです。癌という病気を突きつけられて、主人は人間味を取り戻せたと思うんですよ」

話しているうちに、里子は涙が溢れて止まらなくなった。あわててバッグからハンカチを取り出して涙を拭った。女性は里子の肩に手を置きながらこう言った。

「癌という病気は重いものよね。なんていうか、自分の人生の終焉《しゅうえん》に結びつけてしまうエネルギーを持っているから、なかなか受け入れがたいものですよ。でも、その癌をご夫婦で受け入れて、前向きに歩いていらっしゃるのはすごいことですね」

「陽子先生が私たちのそばにいてくださるから……。実は入院していた病院での治療に我慢できなくなって飛び出してしまったんです。そのときからずっと夫婦二人三脚でやってきましたが、主人は不安の塊《かたまり》ですから大変で。いくら励ましても私も専門家ではないので不安になりますよね。時どき『私たちこれからどうなるのかしら？』なんて本音が出てしまうと、そのたびに主人の落ち込みがひどくなって、もとに戻すのが大変で、まるで私にしがみつく子どものようでした。でも先生にお会いしてからは、私もずいぶん楽になりました。今は子育てが終わった母親のような気分で、安心して主人を見守ることができるんです。涙が出てしまいましたけど、あれはおそらく『夫育て』のときに泣きたくても泣けなかったときの涙だと思います。どこかにたまっていたんですねきっと。自分でも驚きました。失礼しました」

「いえいえ。実はね、私の主人も癌だったの。前立腺癌で、残念ながら二年前に他界してしまいました。発見されたときはすでに体のあちこちのリンパ節や骨に転移している状態で、『余命半年』と突然の宣告を突きつけられて本当に驚いたわ。たまたま会社の健診で引っかかって、再検査をしたら『末期癌』って言われて、奈落の底に突き落とされたような気持ちでした。でもこのクリニックで治療を受けていたおかげで、その後六年半も生き延びることができたのよ。主人はスポーツマンで、若いころから体を鍛《きた》えていたからまったくの病気知らずで、病院にかかるのはけがをしたときだけ。そんな主人がなぜ癌になってしまったのかってね。大学病院、がんセンターと片っ端から当たったけれど、どこでもその段階での治療法は抗癌剤しかないと言われたの。体に触ることなどなく、画像を見ただけでね。主人には医師の友人もいたので状況を話してみたけれど、やはり抗癌剤しかないだろうって……。ただ、主人の妹が抗癌剤で苦しみ続けて亡くなっていて、妹の変わり果てていく姿を見ていたから抗癌剤だけは選びたくないって悩んでね。いろいろ探して歩き、最後にたどり着いたのがこのクリニックだったというわけ。

でもねえ、うちの主人はあなたのご主人とは違ったわ。先生から言われたことに気づき、前へ進む人ではなかったの。一緒についてきた私は、たくさん気づかせてもらって助かったけれど、当の本人は東洋医学的な治療に興味を持つというよりは、癌で肥大したリンパ節が小さくなることに情熱を傾けていたわね。つまり癌がよくなりさえすればどの医学でもよかったんです。主人も無類の酒好きだったけど、治療を始めたころは禁酒をしていたの。でも、陽子先生の治療を続けるうちに癌細胞で肥大したリンパ節が小さくなり、宣告された余命半年という時期を過ぎてからも元気だったので、会社に復帰して仕事の宴会にも出席するようになって……飲み始めてしまって。私は禁酒しているとばかり思っていたんだけど……」

「飲んでいたことは、なぜわかったのですか?」

「ある日、先生が『鮫島《さめじま》さん、最近お酒を飲んでいますね? 肝臓が少し張っていますよ』とおっしゃったのよ」


鮫島裕子の夫は陰山医師の言葉に驚いてこう答えたという。

「仕事の接待で少しだけ飲んでいますが、高級なお酒をほんの少したしなむ程度ですよ。それでも以前が一〇〇だとしたら一以下ぐらいです。時間をかけて口を潤す程度です。先生の治療を受けるようになってからは、おかげさまで体調がよくなって、余命半年の人間が息を吹き返していますよ」

「いいえ、まだ治療半ばなのですから油断は禁物ですよ。癌を甘く見てはいけません」

その場にいた裕子は夫の言葉に驚いたが、そういえば思い当たることがあった。

「やはり飲んでいましたか。帰宅したときに顔が赤かったことがあったのですが、まさか癌で治療を受けているのにお酒を飲むわけがないと信じていました。でもどうしても心配になって『お酒を飲んでいるの?』って聞いたら、『飲んでいるわけないだろう!』って不機嫌になるので、これ以上問いつめても仕方ないと思い、黙って主人を信じることにしました。でも先生、基本的には禁酒ですよね。私たち夫婦のけんかの種はいつでも食事とお酒なんです。今でも主人は美食から離れられずにいます。家にいるときは否応《いやおう》なしに私の作るものを食べていますが、外へ出ると欲望には勝てないらしく、自分の好きなものを食べているみたいです。子どもならまだコントロールできますが、大人は難しいですね。私だったら、癌が怖くて禁じられているものを食べたり飲んだりなど絶対できないのに。主人は自分の体のことなのに、隙《すき》を見て平気で好きなものを飲み食いするんですよ」

「俺は俺なりにちゃんとやっていますよ。先生の前で変なこと言うなよ」

「私は間違ったことは言っていないわ。事実をありのまま言っているだけです！」

「まあまあ、奥様の気持ちは理解できますが、ご主人なりにやっているというのですから信じてあげてください」

そう言って陰山医師は治療にとりかかった。裕子は何とも情けない気持ちになり、部屋を飛び出してしまった。

しばらくすると、裕子は再び陰山医師に呼ばれた。

「気持ちは落ち着きましたか？　あなたが一生懸命やっているのは私にはよくわかっていますよ。毎日あなたがご主人を助けようとたくさん頑張っているのに、ご主人はちょっといい加減な感じで噛み合っていないのね。そのギャップにイライラしてついご主人に当たってしまうのでしょう。でもね、今ご主人はいい方向に向かっているのですから、少し肩の力を抜いて深呼吸でもしてごらんなさい。はい、両手を上に持っていって、息を吸って〜、はい、吐いて〜。そうそう三回ぐらい繰り返してごらんなさい。どう？　少し軽くなりましたか？」

深呼吸を終えた裕子に、陰山医師は語りかけた。

「あなたに一つアドバイスをするとしたら、自分の気持ちをご主人に対して強く出しすぎないことですよ。ご主人が癌で死んでしまうという恐怖と、ひとり残されてしまうという不安と毎日闘っているのでしょうね。ところが当の本人は淡々としていて、毎日やりたいように過ごしている。でも、ご主人なりにあなたの気持ちを察して、家での食事は黙って食べているわけでしょう？

厳しいことを言うようですが、あなたがご主人のために一生懸命やっていることも、実はご自分の不安や恐怖をなくすためのものかもしれません。あなたの苦しい気持ちをご主人にわかってほしいと願うことは甘えですね。裕子さんの中に甘えがあるから、ご主人から慰めがほしくなったり、自分の思うようにならないとイライラするんですよ。ご主人はご自分のことで精一杯ではないかしら。懸命に前を向いて歩いているご主人に、優しく手を差し伸べるような感覚が大事だと思いますよ。将来のことをあれこれ考えて不安になるより、もう少しご主人の気持ちに寄り添ったほうが、結果として楽になると思いますよ。ご主人を変えることよりは、あなた自身が変わることが大切です。あなたが変わればご主人も変わります。そしてお互いの関係は今までよりもずっと密になると思いますよ」

「私は心の中を見透かされたようで戸惑ったけれど、先生の洞察力には頭が下がったわ。このクリニックに来て、私たち夫婦は心身ともにお世話になっていて、主人が亡くなった今もこうしておつきあいさせていただいているの」

「そうだったんですか」

里子はその女性、鮫島裕子の話に感銘を受けた。

「その後は、ご夫婦寄り添って頑張ってこられたのかしら？」

「実はね、そんなことがあって間もなく、外国で働いていた息子が突然帰国したの」

裕子は里子に息子のことを語り始めた。

「どうしたの？　急に帰国するなんて」

驚いた裕子は、息子にそう尋ねた。

「長期休暇をもらってきたんだ。親父、今まで病気なんかしたことなかったでしょ。しかも末期癌なんて言われて当人も大変だろうけど、俺もまいっちゃってさ。息子として何ができるかってずっと考えてきたんだ。結局何もできないだろうけど、親父のそばにいることはできると思って帰ってきたんだ」

「あなたが仕事を休んだほうが心配よ。前もって相談してくれたらよかったのに」

「相談したら反対されるのはわかっていたから、連絡なしに帰ってきたんだよ。この半年、ずっと親父のことが気になっていたんだ。二人とも『こっちは気にせず仕事を頑張れ』って言ってくれたけどね。思い切ってボスに直接交渉したら、『日本に帰りなさい。仕事はメールでできるところは頼むよ』って。だから心配しなくていいよ。俺の部屋空いている？　とりあえずひと眠りしてくるわ」

そう言うとさっさと部屋へ行ってしまった。いったい何を考えているのか真意をはかりかねたが、さりとてこちらの言うことを聞くような息子でもなかったから、どうぞお好きにしてって感じだった。

驚いたのは夫の反応だった。夫のあんな嬉しそうな顔を裕子は久しぶりに見た。二人ともラグビーをやっていたからなのか、話が次々と出てきて楽しくて仕方ないようだった。息子が家にいるようになってからは、夫の帰宅する時間が早くなり、家族三人で食卓を囲むようになった。息子が加わると座の空気が柔らかくなり、みんなが笑顔になってとても楽しかった。夫婦二人でいるときの、あの硬い感じがない。裕子は、あらためて夫は自分と一緒にいるとどこか窮屈だったことに気づかされた。

夫の病気について三人で話したときも、息子と自分の違いを思い知った。二人とも夫に一日でも長く生きてほしいという気持ちは同じだ。ところが自分は夫と話しているうちに、なぜ言ってくれることがわからないのかと苛立ってしまう。一方、息子はああしろこうしろとは一切言わず、夫の気持ちに自然に寄り添っているのだった。

夫が腰に手をやれば、「お父さん横になりますか？　さあ外国帰りのマッサージ師が腰を楽にしてあげますよ」と息子は冗談を言いながら腰をもみ始める。

「気持ちいいなあ。ああ、いい気持ちだ」

そう言いながら、いつのまにか夫は眠ってしまうのだ。

そんなことがあった翌日、クリニックに行くと、夫の顔を見るなり陰山医師が尋ねた。

「鮫島さん、何かいいことでもありましたか?」

「外国から息子が帰ってきてくれて、僕のそばにいて面倒を見てくれているんです」

「まあ、すばらしい。よかったですね。男同士の意気が合っているみたいで奥様は妬《や》いていらっしゃるかしら?」

「妻はこの半年、いちばん大変なときに私のために頑張ってくれました。とても感謝しているのですが、お互いに引かないタイプということもあるんでしょうね。ついつい衝突してしまいます。その点、息子はよけいなことは一切言わず、私の手の届かないところにすっと手を出してくれるタイプなので、そばにいてくれるととても楽なんです。小さいころから独立心の強いやつで、自分の人生をひとりで切り開いていきました。親の口出しは無用で、学資も外国の奨学金を取得して自分でやってきたような息子です。私の仕事の関係で外国暮らしが長く、語学に不自由がなかったこともあって、外国の企業に就職しました。

独立してからは、ここ数年仕事で帰国しても一緒に夕食をとることもなかったのですが、私の病気のことを聞いて、長期の休みをとって帰ってきてくれたのです。久々に嬉しかったですね。息子がそばにいてくれるだけで、本当に心が安らぎます。頭の中ではいつか自分にもお迎えが来ることはわかっていました。とはいえ、『余命半年』と言われて一時は気が動転してしまいましたが、今は帰ってきた息子がそばにいてくれたら、自分らしい最期が迎えられるような、そんな気がしてきました。まあ長生きをするなら妻と二人でいたほうがいいのかもしれないですね。妻といると闘争本能がかき立てられるようで、死んでたまるかっていう気持ちになりますから」

鮫島が、笑いながら言うと、裕子は少し拗《す》ねるようにして反論した。

「まあひどいことを言うわね。私があなたの命に鞭打《むち》っているみたいに聞こえるわ」

「いえいえ、奥様が大切な命の起爆剤になっているという意味でおっしゃっているのだと思いますよ。鮫島さんは奥様と息子さんのお二人から長生きすることを期待されているのですから、頑張って治療を続けましょう」

裕子は自分の内面を里子に話した。

自分たち夫婦がいつも陰山医師や息子が仲立ちにならないと、穏やかにいられない原因は自分にあると考えていた。以前から心理学に興味があり、いろいろな本を読んだり、講義を聴きに行ったりして勉強していた。そしてつくづく、人は幼いころにどのような環境で育ったかが重要だということがわかった。

夫はとても可愛がられて素直に育ったが、裕子は違った。自分のかたくなさは小さいときの親との関係で培《つちか》われてきたのではないかと考えた。きょうだいは姉と弟。姉は初めての子どもで祖父母にとっても初孫だったから、とても可愛がられていた。三歳違いで裕子が生まれ、年子で弟が生まれた。すると、「やっと男の子が生まれた」、「跡継ぎができた」と家族は大喜びで、関心は裕子を通り越し、弟に集中した。裕子は物心ついたときからいつも「自分はひとり」だと感じていて、親に甘えるのが下手だった。弟は手のかかる子どもだったらしく、自分で自分のことをやってしまう裕子のような子どもは楽だったのだろう、「この子はひとりでやれるから大丈夫」と放任されていた。

しかし裕子の内心は違っていた。本当は親に甘えて、かまってほしいと思っていたけれど、ひとりで何かをすると親に褒められるから頑張ってやっていただけだった。いちばん悲しかった記憶は、裕子が泣いていてもしばらくは誰も来てくれなかったのに、弟が泣くとすぐに誰かが駆け寄り、抱き上げていたことだ。そして弟の涙を拭きながら、「チー姉ちゃんにいじめられたの？　かわいそうにねえ。裕子、弟をいじめちゃいけないよ」と言うのだ。

年子のきょうだいだったから一緒にいることも多かったので、両親からはいつも、「お姉ちゃんだから弟の面倒を見てね」、「弟を可愛がらないといけないよ」と言われ続けていて、とても嫌だったことを覚えている。

こうして、裕子は人に甘えることを知らずに大人になった。弟はといえば親の期待も大きかったので、小さいころから母親が一生懸命勉強をさせていた。父は地方の名士で跡継ぎの弟はきっと大変だったと思うが、あのころは弟に同情することなどまるでなかった。

裕子は親からは何の期待もされていなかったから、プレッシャーこそ感じなかったもののいつもひとりで寂しい思いをしていた。自分への放任と弟への過保護という両極端の家庭は、裕子にとってあまり居心地のいいところではなかった。親は反対したが、東京の大学への進学を決めていた。地元に帰ることは二度とないと思っていたので、東京で経済的に自立する道を見つけるために必死で勉強をした。家族を見返したいという気持ちも手伝って、難しいと言われている司法試験に挑戦して自分を試してみたかった。

裕子の青春は勉強だけだったと言えるほど頑張ったが、難関試験を突破するのは容易なことではなかった。挫折しそうになっていたとき、たまたまあの弟が、「金がなくなったから泊めてほしい」と東京の裕子の部屋にやってきた。ちょうど二次試験に落ちて自信を失い、よれよれだった裕子を見て弟はこう言ったという。

「チー姉、よく頑張っていてすごいな。えらいよ。俺なんか親が敷いたレールの上を当たり前のように歩いてきて、それでも時どき苦しくなるんだ。そのたびにおふくろがそばで支えてくれるからどうにか今に至っているわけだけど、チー姉は何でもひとりで歩く道を決めて、必死にゴールを目指しているんだから、本当にすごい。俺には絶対にできないことだよ。小さいころからチー姉はおれより出来がいいのに放っておかれてもったいないなあと思っていたんだ。

だからぜひ法律家になってくれ。チー姉ならなれるよ！　石の上にも三年っていうんだから、あと一年頑張ってみたらいいと思うよ。俺が親父やおふくろを説得して、チー姉が勉強に専念できる環境を整えるからさ。チー姉がもし弁護士にでもなったら俺の誇りだし、一族の誇りにもなるよ。

　ほら、俺、小さいころから剣道をやっているじゃない。一生懸命努力して休みなく練習して、全力でぶつかっても結果が出ないことってけっこうあるんだよ。なぜだって思うときは、まだ努力が足りないの。本気でやりぬくと結果が出なくてもすがすがしくて、やってきたことに満足ができる。そういうことを俺は剣道で学ぶことができたんだ。チー姉も自分が納得するまでぶつかったほうがふっ切れて、次に進めると思うよ。大変だろうけど、三人の中ではチー姉がいちばん頭がいいんだから、ぜひやり抜いてほしいな」

　裕子は、思いがけない弟の言葉が心から嬉しかった。弟の顔が、まるで菩薩《ぼさつ》のように見えたと話した。


「すばらしい弟さんですね。かっこいいわ。それでその後どうなさったのですか？」

　里子は尋ねた。

「弟が両親を説得してくれて、全面的に支援してくれることになったのよ。だからバイトもせずに勉強だけに打ち込める環境になって、おかげさまで挑戦して五年でようやく司法試験に合格したの。小さいときからずっと憎い弟だと思っていたのに、大事なところで助けてもらってしまったわ。あれ以来、弟は私の菩薩様なのよ」

「まあ、弁護士の先生でいらっしゃったのね。どうりでお話がぴりっとしていて、どこか普通の方ではないと感じておりました」

「あら、名前も申し上げずにこんなにお話ししていたのね！」

裕子は名刺を差し出した。

「弁護士の鮫島裕子先生ですか。かっこいいですね。私は福山里子と申します。名刺はありません。幸福の『福』に、山や谷の『山』、里山の『里』に、子どもの『子』です。みんなからは名前で呼ばれています。子育て中は専業主婦でいましたが、今は働いております」

「里子さんですね。何か不思議な縁を感じるわ。私は人見知りで用心深く、初めての人とは距離を置くほうなのに、こんなに長い時間お話をして、しかも私の小さいころのお話までしてしまい、不躾《ぶしつけ》で失礼しました。里子さんから人を包み込んでくれる温かいものを感じるの。話をしているととても気持ちよくて。私にはないものを持っていらっしゃるからだと思うわ」

「まあ、嬉しいです。私こそ主人の病気のことまでお話をさせてもらって、涙まで出させていただいて楽になりました。実は、今の治療について親戚に話すと、『東洋医学で本当に大丈夫なの？』とか、『大変な病気にかかっているのに、なんで東洋医学なんて選んだの？　大変なことになってからでは遅いのよ』とか、『あんな古い医学はやめたほうがいい。最先端の医療にかかったほうが後悔しないぞ』なんて言われてしまいます。東洋医学を信用していないし、色眼鏡で見ている人が多くて……。東洋医学のことはほとんど何も知らないのに、西洋医学を選ばない私たちのことを、まるで絶滅危惧種《きぐしゅ》のように見るんです。

心配してくれているのはわかるのですが、主人も私も親戚たちと話をしていてちっとも楽しくないんです。世間の人たちより少しは私たちに寄り添ってくれるかと甘い期待を持っていたのが間違いでした。話すたびに嫌な気持ちにさせられるので、こういうことを繰り返すのは体に悪いと思って親戚とのつきあいは今も距離を置いています。そのぶん、お互い相手だけが頼りなので、夫婦の結束はパワーアップしていますけれどね。結婚して三十年になりますが、主人をここまで身近に感じるのは初めてです。癌がそのきっかけを作ってくれたんですね。それに陽子先生と出会ってからは、二人で癌の克服という同じ目標に向かって進んでいることに、今は生きがいさえ感じています」

「夫婦どちらかが癌になると、これからどうなるのかと不安になったり、ひとりになったときのことを考えてつい暗くなって、毎日が憂鬱になる人は多いと思うわ。私もそうだったもの。でも里子さんは明るく前向きに歩いてらっしゃるから素晴らしいわ。大変な出来事でも、どう向き合うかは人によってずいぶんと違うものですね。勉強になりました」

「鮫島先生にそんなふうに言われると、とても嬉しいです。ますます元気になる気がします」

「里子さん、私は里子さんをお友だちだと思っています。だから先生はやめてくださいね。お願いします」

「わかりました、これからは鮫島さんにしますね」

「ありがとう、そうしてくださると嬉しいわ。里子さんと話していると、私も元気をもらえるような気がするの。前を向いてしっかり歩かなくてはという気持ちにさせてもらいましたよ。私は困っている方々を助ける側の人間なのに、今日は里子さんに元気をいただき、助けてもらっているわ。ご主人が里子さんを頼りにする気持ちがわかるような気がするわ。里子さんはきっと、愛情豊かなご両親に育てられたのではないかしら。人は小さいころ身近にいて世話をしてくれる親の影響を大きく受けるというから。

ほら、私は小さいころから親に甘えられずに育ってきたから、人に頼るのが下手で何でも自分で切り開いてやってきたでしょう。仕事は私の性格に合っていたようで毎日が充実していて、どんなに忙しくても楽しかったわ。でも、仕事を続けながら結婚して家庭を持つのは無理だと思っていたの。ところが主人と出会ったときに、自分をしっかり支えていたものがどこかに行ってしまって、温もりに包まれた感じが心地よくて、ひと目惚《ぼ》れで結婚してしまったのよ」

「大恋愛だったのね。羨《うらや》ましいわ」

「里子さんは?」

「お見合い結婚です。私は虚弱な子どもだったので、年ごろになっても体のことを心配していた父は、短大卒業後就職するときに、『残業のあるところはやめておけ』とか、『無理するな』

とか、『やっぱり就職なんかしないで家で花嫁修業をしたらいいんじゃないか?』って言ってくれました。でも私は絶対に社会に出て働きたかったんです。幸い母が応援してくれて、父を説得してくれたので地元の信用金庫に就職できました。幼いころは虚弱児でしたけれど、中学、高校と体操クラブで体を鍛えていたから、体に自信はありました。父は働き始めてもしばらくは心配していましたが、結婚して妊娠しても産休ぎりぎりまで働く私の姿を見て、初めて『いつのまにか、そこまで元気な体になったんだなあ』って驚いていました」

「里子さんはいつまで働いていたの?」

「主人の転勤が決まったときに、仕事を辞めて夫について行くことにしたんです。そのときから主人はすでに不規則な生活をしていましたから、体のことが心配で、転勤先でひとりにすることはとてもできませんでした。慣れない土地で親子三人と言いたいところですが、わが家の場合はほぼ母子家庭でしたね。夫は朝早く家を出て、夜遅く帰宅するという毎日でしたから、ゆっくり話す時間もありません。でもまあ、知らない土地に放り出されたおかげで、私自身は真の自立ができたように思います。それまでは地元での生活でしたから、困ったことがあってもすぐに手を貸してくれる親や親戚、友人たちに囲まれてぬくぬくと生きていたので。社会人になって自立したつもりでしたが、実はまだずいぶん依存していましたね。夫に頼れなかったのはつらかったですが、自分にとってはよかったと思います。自分で判断して前に進むことが、とても楽しくなっていきました」

「とても前向きなのね」

「そうせざるを得なかったということですけれどね。主人に相談してもいつも『家のことは里子に任せるから、よろしく頼むよ』という返事でしたから。これも自立のチャンスだと覚悟を決めて、そこからは幼稚園の行事や近所の集まりに積極的に参加したり、体を動かすことが好きだったので、子どもと一緒に体操教室に入ったり。ボランティアに参加したこともありますよ。参加者と交流して、私なりの人脈を作ることに必死でした。好奇心だけは強いので、興味のあるものにはいつも突撃ですよ。今となっては懐かしい思い出ですけれどね。そのころの友人とは今もつきあいが続いています。この間も友人のひとりが遊びに来てくれたんですけれど、主人に『初めまして』って挨拶していたので笑ってしまいました。つまりその友人は長いつきあいの中で一度も主人に会ったことがないっていうことですから」

そのとき、奥のほうから「鮫島様、二番にお入りください」というスタッフの声が聞こえた。

「あ、私の番だわ。里子さんとお話ができて楽しかった。またぜひお話を聞かせてね。では失礼します」

そう言うと裕子は治療室へと入っていった。

裕子とのやりとりを振り返っていた里子に、一男が声をかけた。

「ずっとその人と話していたのか？　初めて会った人なのに」

「そうなの。話がとても面白くて時が経つのを忘れて話していたわ。不思議ね、初めて会った人じゃないみたい。鮫島さんは私のことを二度ほど見かけたことがあると言っていたから、初めてとは言わないかな。私は初めてだったけど。弁護士の先生なのにえらそうなところがなくて、とても気さくな人で楽しかったわ。あなたも今日はずいぶん時間がかかったわね」

「ああ、先生とゆっくり話すことができてね。やっぱり陽子先生は不思議な先生でさ。とても勉強になって楽しかったよ。里子にも聞かせてあげたかった」

「それは残念。次は必ず声をかけてね、飛んでいくから」

「わかった。ごめんな。さて、今日の昼飯はどうするかな?」

「おにぎりはいちおう作ってきているの。天気がいいからどこか景色のいいところで食べてもいいかと思って。それともまた、この間のおそば屋さんへ行きますか？　それとも新しいお店に挑戦してみる?」

「任せるよ。着いたら起こしてくれ。運転はお願いしますね、里子さん」

「はいはーい、まかせておいて。よさそうなところを見つけたら起こしますよ」

すでに里子の頭の中には行ってみたいと思っていた店のことが浮かんでいた。好きな音楽を聴きながら運転している里子は、幸福感に包まれ、あらためて昔の生活に思いをめぐらせていた。

夫が癌になる前から、あんな生活を続けていたら、きっといつか倒れると感じていた。そのときをただ待つのは怖かったから、夫にはお酒やタバコをやめるよう繰り返し言ってきたが、聞く耳をもたない状態が続いていた。これ以上言ってもしょうがないと思った里子は、自分にできる範囲で生活を変えようと考えた。変えようと思ったのは「衣食住」だ。

「衣」は、とにかく体を、とくに下半身を冷やさないような下着や靴下を揃えた。

「食」は、朝食をそれまでのパン食から、玄米とみそ汁に変えた。時間がないときは玄米ご飯をおにぎりにしてカバンの中へ入れてやった。朝はパン食がいいと言っていた夫は抵抗したが、酒やタバコをやめないのだからせめて食事だけでもと説得した。

「住」は、寝具に気を配った。質のよい睡眠をとることで、少しでも疲れを取ってほしかった。

衣食住を変えたからといって、何かがすぐによくなるわけではない。だが口先だけで心配だと言っているより、心配を形にしたかった。力及ばず、夫は癌になってしまったが、そのときはついに来るべきものが来たと思った。

ところが癌になってたくさんの気づきを得た夫は変わった。憑《つ》き物《もの》が取れたように、穏やかになったと思う。とくに陽子先生と出会ってからは不安が払拭された勇士のように悠然と歩いている感じがする。今思えば、病気になる前、いつ病気になるのかと心配していた時期がいちばん苦しかった。

癌はもちろん、脳梗塞《のうこうそく》や心筋梗塞《しんきんこうそく》という重大な病気も、その病気が起こりそうだという体からのサインをキャッチして防ぐことは、素人にはとても難しいことだ。もしそのころ陽子先生にめぐり会っていたら違ったかもしれないが、人生はそんなにうまく行くものではない。それに、病気になる前に出会っていても、夫がこれほど真剣に向き合うことができたかどうかは疑問だ。

親戚や友人たちは、東洋医学の治療を選んだ私たち夫婦のことを理解してくれない人がほとんどだった。しょうがないと思いながらも、取り残された感じでつらかった。自分たちと同じような考え方の人がいないものかと願ったが、出会いはまったくなかった。なのに今日初めて会った鮫島さんにはすぐに打ち解けて話すことができた。生き抜く視点の方向が同じだからだろうか、あれだけ話しても、まだ話し足りないぐらいで、再会するのが楽しみになった。つきあいの短い友人と話したあと、しゃべりすぎたことを後悔したり、嫌な気持ちになったことはあったが、今日は心地よかった。

それにしても初めて会った人にあんなことを話せるなんて、と里子は不思議な気がした。夫が癌にならなかったら、癌になってもこのクリニックにたどり着かなかったら会えなかった人だ。夫の癌がつないでくれた縁なのかと思うとありがたい。癌は死につながる病なのに、私たち夫婦にとっては代え難いものを得る機会になった。何より自分たち夫婦の絆が強まり、生き方も変わった。癌に感謝する気持ちを忘れてはならない、里子はそう思った。

目的の店に到着したが、お店の前は人だかりで店に入るにはかなり時間がかかりそうだった。

「着いたか。あー腹減った」

目を覚ました一男が言った。

「着いたけど、混んでるみたい」

「じゃあ、持ってきたおにぎりでも食べて待つか。そのうち腹がふくれてあきらめられるんじゃないかな」

「そうね、残念だけど今日はあきらめるわ。車の中で食べますか？　それでは、はい、これがあなたのおにぎりよ。お茶もありますよ」

一男は嬉しそうにおにぎりをほおばった。

「里子のおにぎりはうまいな」

「ありがとう、玄米おにぎりのパワーを味わってね。きゅうりの漬け物もありますよ」

「治療したあとのご飯はとくにうまいんだ。体が栄養をほしがっているような感じなんだよ。ここ三十年ぐらい味わったことのない感覚だな」

「お父さん、本当に変わったわ。病気をする前だったら、絶対に車の中でおにぎりを食べたりなんかしなかったわよ。佐和子が小さいころ、家族で出かけるときに私がおにぎりを作ろうとすると、お父さんは『レストランで食べるからいらないよ』って言ってたもの。『車の中でおにぎりを食べるのは嫌いだ。閉塞感《へいそくかん》のあるところで食べても美味しくない』って……」

「そうだったなあ」

「私が小さいころ、家族で出かけるときはいつも母がおにぎりを作ってくれていたものよ。途中で雨が降ってきて目的地に着いても外へ出られないようなときは、車の中で食べたこともあったけど、それでもものすごく美味しいと思っていたなあ。みんなでワイワイやりながら食べたのはとても楽しい思い出よ」

「そうかあ。今思うとさ、自分の思い込みが強かったんだな。有名レストランやきれいなお店で食事をすることが家族の幸せの形だと思っていたんだから。家で作ったおにぎりを車の中で食べるなんて、かっこ悪いことだってね。世間ばかりを気にして生きてきたせいだよ。ずいぶんくだらない見栄を張っていたもんだな、俺も」

「それはお父さんが仕事一途で、一般の価値観が身についていたからじゃない？　会社で自分の価値観を振りかざしていたら通用しないだろうし、そうなったら私も子どもも路頭に迷ったかもしれませんよ。まあ、そうなったらなったで、家族でお父さんを支えて別の道を探したとは思うけれど。とにかく頑張って働いてくれたおかげで、家族は平穏無事に過ごすことができたのだから、感謝していますよ、ご主人さま」

　里子は、そう言っておどけて見せた。

「癌になってしまって、正直なところ里子には心苦しく思うことがあるよ」

「私はね、二人で車の中で作ってきたおにぎりをほおばって、美味しいねって言い合えるような、今みたいなときが幸せだなあって思うわよ」

「うん、俺もだ。車の中でおにぎりを食べて、こんなに美味しいと感じるようになるとは思いもよらなかったよ。実際、仕事をしていたときは会社の接待で、ずいぶんたくさんの一流店に行って飲み食いしていたんだ。世の中でこんなにうまいものがあるのかとか、俺もこんな店で食べるようになって、ずいぶんえらくなったもんだ、なんて思っていたものさ。でも今はこのおにぎりがいちばんうまい」

「今日お話しした弁護士の鮫島裕子さんっておっしゃるんだけどね、あの方、ご主人とよく食事のことでもめたって話していたわ。家にいるときは鮫島さんの作るものを食べていたそうだけれど、外へ出ると自分の好きな洋食や中華料理を食べていたらしいの。一日でも長く生きてほしいと思って、頑張ってご主人のお世話をしているのに、当の本人はマイペースでまったく生活を変えなかったそうよ」

「鮫島さんのご主人も陽子先生にかかっていたのかい?」

「そうなの。前立腺癌の末期で、余命半年と言われたらしくて」

里子は、裕子の夫が陰山医師にかかるまでの経緯を説明した。

「それでやっとたどり着いたのが陽子先生だったというわけ。ずいぶんお世話になったそうよ。治療を続けて、ご主人は奇跡的にその後六年半も生きられたって。すごいと思わない? 何しろ心配して外国で働いている息子さんも看病しようと帰国されたそうなんだけど、父親がよくなっていく姿を見て、安心して帰ってしまったって言うんだから」

「ご主人はいつ亡くなったんだい？」

「二年半前ですって」

「そうか……だめだったのか。もっと生きていてほしかったなあ。どんな癌の人でも生き抜いてもらわないと、俺、自信がなくなるよ」

「お父さんと鮫島さんのご主人はまったく違うじゃないの。お父さんは余命半年なんて言われてないでしょ？　鮫島さんのご主人はね、陽子先生に治療してもらっていろいろ話も聞いていたのに、何も気づくことができなかったって。お父さんのように、たくさんのことに気づけていたら、もう少しご主人と心の琴線《きんせん》に触れる話ができたんじゃないかって、残念がっていたわ」

「俺のことも話したのか？」

「ええ。あなたが癌になってから、たくさんの気づきを得て人間として成長したということをね。鮫島さんが、それはすごいことだって驚いていたわよ。この話は姉や妹に話しても通じなくていつも悲しくなっていたんだけど、鮫島さんはちゃんとわかってくれた。私の話が鮫島さんに、鮫島さんの話も私の心に通じて染みているなあって感じて、すごく嬉しかった。こんな経験は初めてよ」

「里子は俺と違って敏感体質だからな。無意識にその人の心の奥深くを読み取っているのかもしれないなあ。そういうところで、俺もずいぶん助けられていると思うよ。お会いしたことはないけど、その鮫島さんという人は、里子と感覚的に合っている、いい方なんだろうな。仲良くなれるといいね」

「ありがとう。次にクリニックで会ったら紹介するわね。タイミングがよければ、どこかで三人でお茶でもいただきながら話せるといいわね。えーと、どこがいいかしら」

「おいおい、まだ先のことなんだからあせるなって。まったく里子は超特急なんだから。さあ、お腹もふくれたし家路を急ぎますか、運転手さん」

「話に夢中になって、大事なお客様を送り届けるのをすっかり忘れておりました。それでは出発しますか」

　里子は笑いながら弁当箱を片づけると、再びハンドルを握った。

　里子は幸福に体全体が優しく包まれている感じで、楽しくて仕方がなかった。別段、現実が何一つ変わったわけではないのに、不思議でおかしかった。不安だらけだった夫が前向きになり、話すことが明るくなってきたこと、車の中でおにぎりを喜んで食べてくれたこと、二人でいろいろな話ができることがとにかく嬉しかった。

　たとえ状況は変わらなくても、その人がどこに価値を見いだし、どこに気づくかで、風景が異なって見えることがある。里子が以前読んだ本に、そう書いてあった。夫が癌になったことで、夫との絆が深まり、自分もまた看護をしながらいろいろな気づきがある。鮫島との出会いによって、わかり合える相手と楽な気持ちで話せる幸せを実感できた。

もともと、里子は人と話すときには相手の状況を深く読み込み、理解するよう努めるタイプだ。そのせいか相手から信頼され、いろいろと相談されることも多かった。職場でも、面倒見のいい里子のまわりにはいつも人が集まっていた。ところが夫の病気で、仕事以外は夫のそばにいることが増えた。友人たちの相談にのったりする時間が極端に減ってしまったこともあり、友人たちはひとり、またひとりと里子のまわりからいなくなった。さらに夫が東洋医学の治療を始めるようになってからは、なかなか理解してくれない友人たちに説明すること自体が苦痛になり、自らも距離をとるようになった。

夫の癌は、里子の人間関係にもまた変化をもたらしたのだ。

七

里子には三歳違いの妹、温子《あつこ》がいる。その夫は西洋医学の医師だ。一男が癌の疑いがあると言われたとき、一度だけその義弟に電話で相談したことがあった。

「僕は内科医だから、頭頸部の癌についてはよくわかりません。かかっている医者に紹介状を書いてもらって、大学病院かがんセンターへ行くのがいいでしょうね」

義弟は夫の詳しい状況を聞くこともなく、忙しそうに電話を切った。里子は心の中のどこかで、身内の医師から医療情報を少しでも聞けたらと期待していたが、その考えは甘かったと反省した。

結局、その翌日に大学病院に入院することになり、ひと心地ついたところで、妹に電話をして詫びた。身内とはいえ遠く離れて暮らし、親しくしているわけでもない。自分はしっかりしていたつもりだったが、やはり気が動転していたのだろう。それ以来、身内や友人には頼らず、どうにか夫を支えてきた。


しばらく経った十月の末、父親の法事で妹と会った。しばらくぶりに見る妹は、黒いスーツをきちんと着こなし、少しふっくらしたように見えた。温子はひどく怒っていた。

「姉さんも大変ねえ。お義兄《にい》さんは大酒飲みで家庭をまったく顧《かえり》みなくて、里子姉さんに任せっぱなしで、再就職したと思ったら癌だもの。その上、治療に耐えられなくなって勝手に病院を飛び出して、東洋医学にかかってしまうんだから、保険も効かないっていうのに、まったく自分勝手な人よね。何で好きにさせているの？　里子姉さん、なめられすぎよ。つけあがらせるだけだと思うわ」

里子は、なぜ妹がそんなに怒るのか理解できなかったが、それにしてもよくもまあ言いたい放題、夫の悪口を言ってくれるものだと思った。妹の目にはそんなふうに映っていたのか。里子が妹に、夫の生活ぶりで愚痴を言ったことはない。ただずいぶん前に妹が「お義兄さんはお元気?」と聞いてきたときに、仕事中心の夫でお酒を飲むのが多いのが心配だと話しただけだった。彼女は昔から、目に見えるものだけを大切にして生きてきた。自分の偏《かたよ》った価値観を正しいと信じきっている。そんな妹に気持ちを伝えようとしても時間の無駄だ。心が伝わらない相手との会話ほど疲れるものはない。日頃は用事にかこつけて逃げていたが、法事となると逃げるわけにもいかなかった。

「私はね、一男さんと結婚して本当によかったって思っているのよ」

里子は言った。

「癌になって心が磨かれて、人間としてさらに成長している一男さんを尊敬しているのよ。今がいちばん私たち夫婦にとっていいときだと思っているの」

妹は、何をのんきなことを言っているのかしら、という顔をした。

「癌の治療は、最先端の技術を持つ西洋医学がいちばんだって言われているのに、あえて東洋医学の治療を選ぶなんて無謀だって、主人が言っていたわ。里子姉さん、福山さんの命がかかっているのよ! きちんと治療をしないで手遅れになったらどうするの? 後悔しても遅いのよ!」

妹はあきれ顔でそう言った。

「心配してくれてありがとう。でもね、私たちもじっくり考えて決めたことなの。一男さんがお世話になっている先生は、病巣のあるところだけを治療するやり方には限界があるっておっしゃるのよ。もっと体全体を診ていくことで、治療の道が無限に広がるって。一男さんも先生のおかげで、『なぜ自分が癌になったのか』という疑問が解けたの。今までの人生と癌が結びついたことで、私たちは納得できたのよ。だから今は、一方的に治療を受けて治してもらおうという姿勢ではなく、東洋医学の力を借りて、めちゃくちゃにしてしまった体をもとに戻そうと、自分の体と真剣に向き合っているの。自分にできることを先生に教えてもらって、毎日頑張ってやっているわ。治療の主役は自分だということに気づいたのよ」

妹はきょとんとした顔で聞いていたが、里子は、夫がこれまで気づいたこと、今やっていることをわかってもらいたい一心で話し続けた。

「西洋医学は、薬や手術や放射線を使って治す医療だから、患者さんは治してもらうという受け身の立場で主役はお医者さん。でも東洋医学の治療は、まず病人の体の中を整理整頓することから始めて、自然治癒力を引き出していくの。人間が自分の中にある生命力を奮い立たせることで、治癒に向かわせる治療だから、主役は患者さん自身なのよ。患者さんは、毎日の生活や食事に気を配ることが大事になってくるわ。実際、治療と並行して生活を変えていくと、体がよくなるスピードが違うそうよ。私も夫を見ていてそう感じるしね。

今の一男さんは、どうしたら病気を克服できる体を作っていけるか、ということに向かっているから、毎日がとても充実しているみたいよ。もちろん、癌を告知されてから、不安と恐怖に怯《おび》えて大変な時期もあったけど、それを乗り越えてあるときから希望に変わったの。東洋医学の先生との出会いが、一男さんを変えたと思っているわ。けっして西洋医学が苦しいから逃げたわけじゃないの。夫の名誉のために言うと、目には見えない、もっと深いところで夫は動いているの。夫の癌が今後どうなっていくのかは、医学統計的数値があるけれど、あくまで参考であって、正直なところ、将来のことは誰にもわからないのではないかしら。だとしたら夫が信じる道を自己責任で進むこともありかなあと私は思っているの。いろいろ心配してくださって感謝しているわ。でもこのままじっくり腰を据えて東洋医学の治療をやってみたいのよ」

「私には東洋医学のことはよくわからないけど……」

神妙な顔で話を聞いていた妹が言った。

「二人が納得して決断したことがわかったわ。余計なことを言ってしまってごめんなさい。里子姉さんの話は迫力があるなあ。私が描いていた東洋医学のイメージって、古くて時代遅れで過去の医学って感じだったから。西洋医学が最新兵器なら、東洋医学は竹槍といったところかしら。ほら、テレビの時代劇を見ていても、最新式の装備を準備したほうが勝っているじゃない。でも、里子姉さんの話を聞いて、それは浅はかな思い違いだっていうことがわかった。西洋医学はピカピカの大企業で最先端、東洋医学は零細弱小会社であと片づけのような仕事ばかりしている——。そんなふうに思っていたのよ。主人が医者だから、よけいにね。

世の中の人の多くは、病気になると当然のように西洋医学の治療を受けて安心しようとするでしょ。健康保険も使えるから、かかりやすいのよね。それに東洋医学というと、腰痛とか肩こりで近くの鍼灸院《しんきゅういん》に通っている人は知っているけど、せいぜい『西洋医学ではカバーできないところを補っている』という程度に思っていたの。だから、お義兄さんが癌になって、しかも東洋医学で治療をしていると聞いて、二人ともだまされているんじゃないかしらと思っていたのよ。でも、とてもいい先生に出会ったのね。その東洋医学の先生は、もともとはどういう方なの？」

「以前は西洋医学の医師として、病院で診療もされていた先生よ。でも、東洋医学の可能性に気づいて、西洋医学の考え方を持ったままでは東洋医学の治療はできないと感じたので、西洋医学は辞《や》めたのですって。うかがった話では、西洋医学と東洋医学では病気に対する認識も治療方法もまったく違うのだそうよ」

「そうでしょうね」

「そうそう、先生がいちばん驚いたのは『痛み』に対する考え方ですって。西洋医学では痛みがあればそれを止めるというやり方でしょう。そういう西洋医学的な考え方から脱却するには、思考そのものを東洋医学的なものへと完全に切り替えないと、中途半端になると思ったのだそうよ」

「徹底しているのね。東洋医学のお医者さまとしては筋金入りだと思うけど、きっと日本の医学界で生きていくのは大変でしょうね。それに、世の中には漢方薬をちょっと処方するだけで、『東洋医学をやっている』と言う人も多いでしょう。しっかりした考えを持った方ってすごく少ないと思う。だからよく見きわめないと数少ない本物の先生にたどり着くのは難しいわね」

「私たちも大変だった。だからこのご縁を大切にして頑張ろうと思うの……あら、みんなはもう、本堂の方へ向かっているみたいよ」

「私、福山さんのことをずいぶん誤解していたみたいでごめんなさい。どうも私は見方が狭くて独りよがりなのよね」

「そんなことないわ、前よりずっと素直になっているわよ。『見方が狭い』なんて昔だったら絶対に認めなかったじゃない。さあ、行きましょう」

午後の日差しの中を二人は仲良く本堂へ向かった。

夕刻になって里子が法事から戻ると、一男が出迎えてくれた。

「お帰り、疲れただろう？　今、お茶をいれるから」

「ただいま。まあ、お茶をいれてくださるなんて嬉しい。法事でいただいたお饅頭があるからちょうどいいわ」

そう言いながらテーブルについた。

「皆さん元気だったかい？　行けなくて失礼したなあ」

「今回は病気療養中と伝えてありますから、気にしないでいいのよ。ああ、このお茶美味しいな。人にいれてもらったお茶って、どうしてこんなに美味しいのかしらね」

「みなさん、どんな様子だった？」

「元気そうだったわよ。実はね、いつも避けていた妹につかまってね。東洋医学の素晴らしさを宣伝してきちゃった」

「ご亭主が西洋医学の先生なんだから、あまり言いすぎないほうがいいよ。陽子先生が地道な努力を続けながらいい結果を重ねていくことが大切だと言ってたけれど、俺もそう思う。まず俺が手術をせずに元気に生き抜けば、何も言わなくてもまわりは認めると思うんだ。いくら東洋医学が素晴らしいと言っても、俺が死んだりしたら、たとえそのときが俺の寿命だったとしても、『それ見たことか』と言われるに決まっているよ。西洋医学にかかって死んでも、癌だからしょうがないって諦めるらしいけど、東洋医学はそうはいかない。『あんな古い医学をやっていたからだ』って言われるそうだ」

「でも、東洋医学の治療を受けていたから、西洋医学を受けているより長く生きられたということもあるのにね」

「まあ一般的にはわかってもらえないだろうな。今は西洋医学の時代だから多勢に無勢。東洋医学にとっては不利なんだよ」

「私も、妹には何を言っても無駄だと思っていたのよ。でも、東洋医学について何もわかっていないのに、世間の偏見からくる思い込みでいろいろ口を出してくるのは、まじめに東洋医学の治療を受けて病気を治そうとしている私たちに対して、失礼だっていうことをわかってもらいたかったの。話してみたら、妹は東洋医学に対して持っていた偏見に気づいてくれたわ。最後は穏やかに別れたから安心して。世の中にはいろいろな価値観があるのは当たり前で、『西洋医学が絶対だ』と言う人もいれば、『東洋医学が素晴らしい』と言う人もいるわけで、結局は自分たちが信じる道を進むしかないものね。ただ、どの道に進むかを決めるときに、選択肢が多いほうがいいように感じるわ。偏見を持つほど選択の幅が狭くなるし、道を間違えてしまってはたまらないもの」

「俺だって、癌にならなかったら東洋医学をすすめられても全然わからなかったと思うよ。年に一度の健診は西洋医学的なものだし、検査結果に問題があれば紹介されるのもまた西洋医学の病院だ。肩こりや腰痛は鍼灸院だけど、病気を治すなら検査器械の整った西洋医学の病院を選ぶ。つまりほとんどの人は、鍼灸や漢方薬で病気が治るとは思っていないからね」

「本当にそうね」

「俺みたいにさ、健診でずっと正常だったのに、ある日突然に癌と言われて驚いてしまう人はけっこういるんじゃないかなあ。でもそういう人の多くは、何年、いや何十年もの間、病気を作るような生活をしてきているわけで、癌はその結果なんだよ。本当は体に異常が出る前の段階で気づくことが重要なんだ。せめて検査の段階で陽子先生みたいな人が診てくれていたら、検査の結果に異常がなくても、体の奥に静かに隠れている異常を察知して注意信号を鳴らしてくれただろうね。あるいは、この生活を続けていたらいずれは検査でも異常と出るだろうから気をつけるようにとアドバイスしてくれると思うんだ。そのひと言で、人によっては食事に気をつけたり、積極的に運動したりして自分の体に目を向けることができるかもなあ。

そうそう、病院で知り合った人たちもみんな『まさか自分が癌になるなんて』って言ってたよ。『検査でも引っかからなかったのに』とね。でもひとりだけ違ったな。その人は親や兄弟がみな癌になっていたから、自分も絶対に癌になると思い込んで不安な毎日を送っていたらしい」

「その方の不安は、大変なものだったでしょうね」

「だから年に四回以上も検査を受けていたそうだよ。親族はみな食道癌、胃癌、大腸癌と消化器系の癌だったから、胃カメラとか大腸ファイバーとか。上から下からの検査で忙しかったけど、癌で苦しむよりはましだと思っていたそうだ。もちろん、結果が出るまでは不安で夜も眠れなかったので、そのたびに睡眠薬を飲んでいたんだって。そのうち、酒を飲めば睡魔がやってきて眠れるようになるとわかり、アルコールに頼るようになったみたいだよ。俺も経験者だからわかるんだけど、不安というものは本当に恐ろしいものなんだ。その人も陽子先生みたいな人に出会って、癌を生み出さないような体づくりをしていれば、もう少し前向きに生活ができたかもしれないな。俺もあのころはまだ陽子先生に出会う前だったから話を聞くだけだったたけど、今ならもう少しましなことが言えたかもしれない」

「その方が入院していたということは、やはり癌が見つかったのね」

「うん、肺に癌が見つかったらしい。消化器系の癌だとばかり思っていたからそちらの検査ばかり集中的にやっていて、結果として何の役にも立たなかったと悔しがっていたよ。見つかったのは会社の健診だったそうだ。でもその人は『不思議なことに、癌になってひと心地ついて、思っていたより冷静に対応できている』って話していた」

「そんなことが言えるなんて、強い人ね」

「どうしたらそんなに強くなれるのかと尋ねたことがあるんだ」

一男の問いにその男性はこう答えたという。

「自分が強いなんてとんでもない。むしろその反対で弱い人間なんだよ。いつか自分も癌になると考えただけで怖くなっていたんだ。親族が癌で苦しんだ姿が脳裏に焼きついていてねえ。どうしたらいいかと会社の診療所の医師に相談したら、気にしすぎないようにすることと、定期健診をすすめられたわけ。その言葉を信じて年に何回も検査をしていたけど、もっと不安になってしまってね。眠れなくなったり気持ちが落ち込んでうつのようになったりで、もっと苦しくなってしまった。検査を受け始めて四年後に癌が見つかったときは、ついに来るべきものが来たとショックだったけど、気持ちのどこかで『待ち人来り《きた》』と受け入れることができたんだ。僕の場合は癌をさがす四年間のほうがきつかった。いろんなことが手に着つかない毎日で、とても疲れた。会社の健診で癌が見つかったことを考えると、僕は余計な検査をして自分を追いつめていたんじゃないかと反省もしたよ。でも消化器系の早期癌を見つけたら、無駄とは思わなかっただろうけどなあ」

その男性が、とても悔しそうに語っていたことを一男は思い出した。

「不安で苦しいのは自分もわかるから、その人は四年間もさぞきつかっただろうと思ってね。思わずその人の手を握っているうちに、涙がこぼれてきて、お互いに泣いてしまったんだ」

「でも、検査をして『異常なし』と言われたら、不安も少しは解消するんじゃないのかしら。逆に不安になったのは、体調が悪くなっていたからとか？」

「ほかの人から、検査を定期的にしていたのに癌が見つかったときには末期だったという話を聞いていたらしいんだよね。だから検査の結果が『異常なし』と出た直後はほっとするんだけど、次の検査まで大丈夫だという保証はないから、どんどん不安になってしまったそうだ。かわいそうだよなあ。彼は自分は絶対に癌になると信じていたようだ。親族がみな癌になっていると、素人でも遺伝的なものを無視できなくなるんだね。俺は曾祖父より前は知らないけど、知っているかぎりまわりに癌の人はいなかったから、なぜ自分が癌になるんだと不思議だった。あとで自分の無知と不摂生《ふせっせい》が癌を呼び込んだと気づいたわけだけれど」

「お父さんの場合は、その先があるわね。だって、癌になる前と今では別人よ。心に栄養が行き渡って豊かになったと思うわ。以前のお父さんって、常に前に向かってひたすら走っている感じで、ゆっくり話すこともできなかった。今はこんなにいろんなことを話せるようになったから、私は毎日が楽しくて仕方ないわ。よく癌になると身も心もやせ衰えると聞くけど、お父さんの場合は逆ね。プラスに働いていると思うもの」

「いや、まだまだ精神修行中だよ。確かに癌になって仕事も辞めて、外から見たら八方ふさがりのはずなのに、こうして明るい自分がいることに驚いている。陽子先生の治療が心にも効いている感じがするよ」

「よかった。でもまだ油断はできないわよ。さて、着替えてくるからそれからお灸をしましょう」

「ひと休みしてからでいいよ」

「そう？　じゃ少し横になって休んでいますから、私の出番になったら声をかけてくださいね」

里子は、着替えに二階へと上がっていった。

八

陰山《かげやま》医師のクリニックに通うようになって八か月が過ぎ、季節は春を迎えていた。そんなある日のことだった。

一男は寒気と咽喉《のど》の痛みを感じたので体温を測ったら、三八度八分もあった。三八度を超える熱はあまり経験がなく、驚いてしまった。頼りの里子は仕事へ出かけていて留守だった。どうしたらよいかと思っていたとき、陰山医師が以前話してくれたことを思い出した。

「この治療をしていると、必ず風邪のような症状や湿疹、痛みなどが出てきます。そのときは慌《あわ》てず漢方薬を飲んでください」

かろうじて起き上がり、指定された漢方薬を飲んだ。寒気が強かったので何枚も着込んでまた横になった。寝ている間に何回か熱を測ったが、測るたびに高くなっていく。不安になって里子の携帯にかけてみたが、応答はない。ただ寒気が少し楽になった気がした。体が熱かったので、冷水で濡らしたタオルを首に巻きつけると気持ちがよくなり、そのまま眠ってしまった。

人の気配で目が覚めた。里子が心配そうに顔を覗き込んでいた。

「苦しいの?」

「ああ、帰ってきてくれたか。仕事中だから悪いと思ったんだけど、熱がどんどん上がって三九度を超えてしまったんだよ。ひとりだと心細くなってしまってね。先生のところで出してもらった、風邪のとき用の漢方薬を飲んだんだけど」

「大丈夫? 仕事が終わっていつもならみんなとお弁当を食べるんだけど、何となく今日はすぐ自分のロッカーへ行ったの。携帯を見たらお父さんからの着信だったから、何かあったのかもしれないと思って、そのまま帰ってきたのよ。普段、私の仕事中に電話をしてきたりしないからとても気になって。でも、帰ってきてよかったわ」

「心配かけてしまったなあ、ごめんよ」

「もう一度体温を測ってみましょうか?」

里子は体温計を一男に渡すと、手を首と額に当てた。

「かなり熱いわ。寒気はありますか?」

「寒気は取れてきているよ」

ピピッピピッと体温計が鳴った。見ると三九度二分だった。

「漢方薬は何時に飲みましたか?」

「今何時だ?」

「二時半よ」

「朝の八時ごろだったと思うよ」

「六時間以上経っても熱が下がっていないから、もう一度漢方薬を飲みましょうか。私、準備してきます。洗面器の水も冷たいものと入れ替えますね。汗は？」

「かいていないよ。ああ、里子がいてくれると安心だ」

里子は漢方薬を寝床まで持ってきてくれた。起き上がって漢方薬を飲むと、一男はまたベッドに横になった。冷たいタオルは体の熱いところにあてた。

「咽喉《のど》は渇いていないですか？　朝ご飯も食べていないようだから、おかゆでも作りますか？　何も口に入れないと体に力が出ないわ」

「今は何も食べたくない」

そう言うと、一男は目を閉じた。

「クリニックに電話をかけてみましょうか。夜中に何か起こっても二人じゃとても対応できないでしょ」

「そうだな、よろしく頼むよ」

「わかった。今の時間ならまだ対応してくださるかもしれないしね」

電話をかけると看護師が出て、てきぱきと応対してくれた。

「先生はまだ治療中で、直接電話には出られません。福山さんの症状をお伝えしたところ、これから申し上げることに注意するようにとのことでした。よろしいですか？」

里子は急いでメモをする準備をした。

「まず、風邪の漢方薬をしっかり服用すること。高熱の場合は一日四回にしてください。次に、入浴は絶対にやめてください。汗が出てくると気持ち悪くなってシャワーを浴びたくなる方がいらっしゃいますが、その場合はシャワーで汗を流すのではなく、乾いたタオルで汗を拭いてください。それから、高熱でも足先が冷たくなっていることがあります。そのときは足湯をしてください。また、排便が滞《とどこお》っているようでしたら、風邪用の漢方薬の中に入っている、〈便秘時服用〉とある漢方薬を服用してください。それから、福山さんの場合は食欲が出にくいかもしれません。熱が平熱になっても食事がとれないときは、またお電話くださいとのことでした。他に何かご質問はありますか？」

「お忙しいところ、いろいろありがとうございました。ご指示どおりやってみます。大変助かりました。先生によろしくお伝えください」

「先生からは、今までの治療の結果出ている症状ですから心配はないとのことでした。またわからないことがありましたら、ご連絡くださいませ」

「わかりました。ありがとうございました」

電話を切った里子は、こんなに細かく指示をしてもらい感激していた。電話をかける前は高熱に怯《おび》え、オロオロびくびくしていて、夜を迎えるのが心配だった。今は高熱が出ている意味が理解できたので、ここを頑張って乗り切らなければならないのだとわかった。

里子にスイッチが入った。


里子から電話の内容を聞かされた一男は、少し安心した。

「わかった、この熱は乗り越えなくてはならないんだな」

そして足を触ってみた。足先が冷たくなっている。高熱で全身が熱いものだとばかり思っていたが、足首から下は冷えていることに初めて気づいた。足湯は時どき風呂場でやっていたが、今日は高熱で風呂場には行きたくない。

「そうね、暖かい部屋でやるといいわね。バケツにお湯を入れて持ってくるわ。お父さんのベッドの横に用意しますから寝ていてくださいね」

しばらくして里子が、熱い湯が入ったバケツを寝室まで持ってきた。

「さあ、足を入れてみて。どうですか?」

「ちょっと熱いけど、これぐらいじゃないと温まらないから大丈夫だ」

「膝掛けもしましょうね。熱い番茶も持ってきましょうか?」

「いや、まだいいよ、ありがとう。里子が帰ってきてくれて本当に助かった」

「二人でこの高熱を乗り越えましょう」

一男は足湯がとても気持ちよかった。途中で眠くなってきたので足湯をやめ、ベッドに横になった。そして好きなラジオ番組を聞いているうちに、いつの間にか眠ってしまった。

どのぐらい眠ったのだろうか、目覚めると、首や背中にびっしょり汗をかいていた。体温を測るとまだ三八度七分あったが、寒気はすっかり取れて楽になっていた。

「里子、里子！」

声を上げて呼んだが気配がない。ひとりで起きてトイレに行くと足音が聞こえて里子が飛んできた。

「お父さん大丈夫？」

「大丈夫、汗をかいて寒気が取れた感じだ。着替えを頼むよ」

「わかった、今出しておくわ。ぐっすり眠っていたから、車でお父さんの下着とパジャマを買い足しに行ってたの。〈汗をかいても快適〉って書いてある下着にしたわ。枕元に置いておきますね。

里子は買ってきたばかりの下着を袋から出すと、すぐに着替えられるように準備を整えてくれた。

「お腹すいていない？　おかゆを作ってありますよ」

「ああ、さっぱりした。新しい下着が気持ちいいよ。お腹はまだすかないけど、咽喉《のど》は渇いたな。お茶をくれないか？」

「はいはい、すぐに持って行きますよ」

一男は脱いだパジャマと下着を洗濯機の中に入れ、寝室へ戻った。

里子が持ってきてくれたお茶を飲み終えると、もう一度体温を測ってみたが、熱はまだ三八度六分あった。

「まだ下がらないな」

「でも、顔の感じはずいぶんよくなっているわ。もうひと眠りしたらもっと楽になるんじゃないかしら。あ、お茶のおかわりはいりますか？」

「もう一杯もらうよ。ああそれから、夜中に咽喉《のど》が渇いたとき、台所まで行かなくてもお茶が飲めるよう、ベッドの近くにお茶を用意しておいてくれないか？」

「はいはい、用意しておくから安心して寝てくださいね」

里子が一男の足を触ってみた。足湯をする前の冷たさはなく、温かかった。

「足は温かいよ。寒気は取れて楽になったけど、まだ熱が高いのが気になるな」

「大丈夫よ、必ず良くなるから。お父さんは今まで元気できているから、熱が出ることに慣れていないのよ。私は小さいころしょっちゅう三九度以上の熱を出していたけれど、大人になってからは、出さなくなったわ。お父さんは今が熱を出すときなのよ。佐和子もよく熱を出す子どもだったわ」

「佐和子の熱が四〇度を超えると、脳炎にでもなるんじゃないかとずいぶん心配したなあ」

「本当に大変だったわね。今はけろりとした顔で母親をやっているんですもの、逞《たくま》しくなったものね。ああ、そういえば、今朝久美ちゃんからメールが入っていて驚いたわ。陽子先生から『福山さん、頑張って治療に来ているわよ』と言われて嬉しかったって。二人の子どもたちもよくなってやんちゃ盛りで大変だけど、体がしっかりしてきてよく食べるんですって。『この調子でいくと食費がかさみそうで、正志君が大変です』って書いてあったわ。久美ちゃん幸せそうで安心したわ。いつかクリニックで会えるかしら」

「…………」

里子が話している間に、一男は眠ってしまっていた。

台所で夕飯の支度をしていると、電話が鳴った。陰山医師からだった。

「昼間お電話いただいたのに、直接お話ができず失礼しました。福山さんの具合はその後いかがですか？」

「まあ、わざわざお電話いただきすみません。先生のご指示に従ってやっております。主人は一度汗をかいて、寒気は取れたと言っていましたが、まだ体温は三八度六分あって下がってはいません。食欲がないので、お茶を少しずつ飲んでいます。今は眠っています」

「しっかりした奥様がついているから安心していますよ。ご主人の熱はそのうちに下がってくるでしょう。ただ、そのあと少し微熱が続くと思います。そのときは漢方薬を変えて対応しますから心配しないでください。それと、食欲も平常に戻るには少し時間がかかると思いますが、あせらず玄米スープなどで滋養をとってみてください。あるところまで来ると、空腹感が出てきて、急に食べたくなるでしょう。それまでは無理をして食べると吐いてしまいますから、気をつけてくださいね。ところで今日、排便はありましたか？」

「本人に直接聞いていません。ただ、先ほどトイレに長く入っていたので、おそらくあっただろうと思います。本人に確認してみましょうか？」

「大丈夫でしょう。熟睡しているでしょうから寝かせておいてください。明日の朝、熱は三七度台になっていると思います。また心配なことが起きたらご連絡ください」

「はい、そうさせていただきます。本当にありがとうございました」


里子が陰山医師から電話があったことを知らせようと一男のところへ行くと、真っ赤な顔をしてうなっていた。生温《なまぬる》くなったタオルを額と首から取り、冷たい水に浸してから絞り、また熱そうなところに置いた。

「ああ、気持ちいい。ありがとう」

「起こしちゃったかしら？」

「冷たいタオルが気持ちよくて目が覚めたよ」

「陽子先生から電話があったのよ」

「何か言ってたか？　先生」

「お父さんの状態を聞いたあと、『高熱は明日には下がるでしょう』って。ただ微熱が続くかもしれないって。それと排便があったかどうか心配していたわ」

「さっき出たよ。でもわざわざ電話をかけてきてくれたんだね、嬉しいなあ」

「お父さん、漢方薬を眠る前に飲みましょうか。作って持ってきますね」

「お願いします」

一男は起き上がり、トイレへ行った。陰山医師から直接電話があったことを聞いて、自然と笑みが浮かんだ。

里子が漢方薬をお湯で溶かしたものを持ってきてくれたので、それを飲み、番茶で口を潤すと横になった。

「お父さん、今晩が山ですから頑張ってくださいね。何かあったら、今夜は隣の部屋で寝ていますから起こしてください」

「ありがとう。夜中に大汗をかきそうな予感がするから、着替えだけ用意しておいてくれないか。お茶はさっき持ってきてくれたから、これだけ整っていれば里子を起こさなくても自分でできるよ」

「私に気を遣わないでくださいよ。着替えと体を拭くタオルはベッドの横に置いてありますから、安心して眠ってくださいね。おやすみなさい」

「いろいろありがとう。おやすみ」

一男は夜中に大汗をかき、二回ほど着替えたが、その後は深く眠った。

朝早く、里子が部屋へやってきた。

「里子、熱が下がったよ。三六度八分だ。大汗をかいて体がすっきりした」

「よかった！　今朝、玄米スープを作っておいたわ。滋養のためにあとで飲んでみてね。私は仕事に行くけどひとりで大丈夫かしら。もし高熱が続いていたら、お父さんの体がいちばんだから、上司に電話して休みをもらおうと思っていたけど」

「熱は下がったし、体もすっきりしたから心配しないで出かけてください。行ってらっしゃい」

一男は手を振った。

「行ってきます。何かあったら連絡してくださいね」


里子が出勤すると一男はベッドから起き出し、髭《ひげ》を剃り顔を洗い、歯を磨いた。体は昨日とは雲泥の差で楽になったが、食欲はなかった。里子が作ってくれた玄米スープを飲んだが、ひと口でやめた。

平熱になったので、寝てばかりいても体に悪いと思い、家のことをしようとしたが、体が思うようにならない。再びベッドに横になると、そのまま眠ってしまった。昼ごろ目が覚めると三七度六分に上がっていた。だるくて食欲もなく、ベッドに横になっていたかった。その後、三時ごろにまた熱を測ると三七度九分とさらに上がっていたが、寒気はなかった。

そういえば、昨夜の陰山医師から里子への電話で、微熱になったら漢方薬を変えるように指示があったことを思い出した。一男がさっそくクリニックに電話をかけてみたところ、看護師が応対してくれた。

「先生からの指示で漢方薬が変わります。明日の午前中にご自宅に届くよう手配しますね。それから、『福山さんの微熱は想定内のものなので心配いりません』と先生がおっしゃっていました。では、どうぞお大事になさってください」

そう言って電話は切れた。

「想定内」という言葉を聞いたことで気持ちが楽になった。ベッドでじっとしているのも嫌になったので、ベッドのまわりの片づけをしてみた。何かを食べたいという感じはまったくなかったが、昨日から何も食べていない。やはり少しは食べないと元気が出ないだろうと、里子が用意してくれた玄米スープを飲むことにした。


「ただいま。お父さん、体の方はいかがですか？」

里子が帰ってきた。

「お疲れさん。今、玄米スープを飲もうとしていたところだ」

「熱は？」

「三七度九分に上がってしまって……。食欲も出ないしなあ。さっきクリニックに電話をしたら、この熱は『想定内』だと言われたよ。それで少し気持ちが元気になって、おかげで部屋の片づけができたよ。実に単純だな、俺は」

「よかった、クリニックに電話してくれたのね。朝、『熱が下がった』って言っていたから大丈夫だとは思っていたけれど、やっぱり先生の言うとおりになったわね。この間の電話でも『食欲はすぐには出てきませんよ』と言ってたし」

「そうなのか。確かに食欲が出てこないね。食べたいという感じが湧かないから、朝、玄米スープをひと口飲んだだけで、一日中寝ていたよ。クリニックに電話したあと、少しでも栄養をつけなくちゃと思って台所へ来たところさ」

「先生は食欲がないのに無理して食べても、吐くことになるって。空腹感が出てから食べてくださいって言っていたわ」

「病院に入院していたときも食欲がなくて、まったく箸をつけなかったら点滴をされたことを思い出したよ。点滴が嫌で、次の日から無理矢理食べたら今度は気持ち悪くなって吐いてしまった。それを見た看護師が担当医に連絡したからだと思うんだけど、そのあとすぐ薬の種類が増えたんだよね。『この新しい薬は何ですか？』って聞いたら、胃の薬と吐き気止めだと。今思えば、あのときは不安と恐怖で眠れなくてまいっていたときだから、体もストレスでいっぱいだったんだろうな」

「そうだったわねえ」

「食事ってさ、心配なことがあると美味しく食べられないものだよ。食欲不振や吐き気の原因を追究することもなく、とりあえず対症療法で薬を出されても効き目は薄いと思うね。とにかく楽になりたかったから、言われるままに処方された薬を飲んではいたけど、結局は治らなかった。食べられるようになったかと看護師に聞かれたから、『全然変わりません』って答えたら、翌日になって『消化器の検査を一度したほうがいいかなあって、先生が言っていましたよ』なんて言われたよ。それでなくても検査が続いていた時期だったから、疲れていて気力も体力も落ちていてね。それなのにさらにもう一つ検査が増えるなんて耐えられなくて、『昨日より少しいいみたいなので、頑張って食べてみます。どうしてもダメなときはお願いします』ってごまかして、なんとか断ったんだ」

「あのときは大変だったわ。家からお父さんの好物をいろいろ作って食べやすいように刻んで病院に持って行ったけど、ほとんど箸をつけなかった。そのあとはお父さんはいつもぼーっとしていて、目はうつろで、話しかけてもただ『帰りたい』って言うばかり。本当に心配したわ」

「でも里子が俺の異常に気づいて担当医に直訴《じきそ》してくれたから、病院を脱出することができたんだ。感謝しているよ。家に帰ったとたん吐き気はピタッと治まって、食欲も出てきたしな。嬉しかったけど、いったい俺の体はどうなっているんだろうと思ったね。まあ陽子先生に出会って、なぜその症状が出てきたかを今までの経過を含めて考えることが大事だってわかったけどね。悪いところだけ検査して治療しても、病気を根治するのは難しいことがままあるって教えられたよ。俺の場合は癌による不安と恐怖が元にあって、そこに毎日の精神的ストレスが重なって消化器に影響を与えていたんだ。だから家に帰ったら症状も消えたんだと思う」

「お父さん、陽子先生に影響を受けているわね。『なぜそうなるのか？』を考えるところなんか、深みを感じるわ」

「もうすっかり東洋医学に染まっているかもなあ。でも心も体も元気になっているのは事実だから、東洋医学かぶれと言われてもいいよ」

里子は一男の話を聞きながら、台所に立って料理の準備をしていた。夫が飲もうとしていた玄米スープも温め直した。

「玄米スープだけで本当に大丈夫？　もうすぐ煮物ができるからひと口いかがですか？」

「今晩はあまり食べたくないんだ。玄米スープだけにしておくよ」

そう言ってスープをひと口飲んだ。身体が温まって心地よかったが、カップ一杯だけでそれ以上は入らなかった。

「美味しかったよ、ありがとう。ごちそうさん。悪いけど先に休ませてもらうよ」

「そうしてください。あとは私がやっておきますから。おやすみなさい」

「里子に助けられて、俺のこれからの人生はどうにか軌道に乗れそうだよ、ありがとうな」

「まあ、しみじみと何ですか。あとで着替えとお水を枕元に置いておきますね。こんなに褒《ほ》められたら、どんどんサービスしたくなってきたわ」

「今のままでじゅうぶんですよ。おやすみ」

ゆっくりと立ち上がり、一男は寝床に戻った。


翌朝、一男は平熱に戻ってほっとしたが、まだ空腹感はないままだった。

里子が用意をしてくれていた朝食に箸をつけることもなく洗面所へ行った。髭を剃りながら自分の顔を見るとやせた感じがして、精彩を欠いている。

(このままではだめだ。きちんと食事をとらなくては)そう思い直し、台所へ戻った。

玄米スープは滋養をつけるという里子の言葉を思い出し、温めて飲もうとしたが三口で飲めなくなった。胃袋にふたがされているようで、飲んだものが吸収されていないように感じた。今まで、こんな症状を経験したことはなく不安だったが、熱も下がっているしそのうちよくなるだろうと、食事をとるのをやめた。少し体を動かしたほうがいいかもしれないと家の掃除をしたが、思うように体が動かずこれもやめた。結局、倦怠感があったのでベッドに横になり、ラジオを聞いて過ごしていた。

「ピンポーン」

インターフォンが鳴った。出てみると宅配便で、届いたのは漢方薬が入った荷物だった。クリニックからだ。

　さっそく取り出して飲んでみる。すっと胃の中へ吸収されたような感じがしたと同時に、あたかもカードの暗証番号が合い、胃袋のロックがはずれたかのように、急に体が楽になった。ごく短時間に起こった変化に、一男は驚いた。そして、これで元気になれると実感した。

　三十分ぐらい横になっていたらお腹がすいてきたので、里子が作ってくれていた朝食を食べた。食べたものがすんなりと胃袋に入り、とても心地よく、体の中に栄養物が吸収されている感じがして嬉しかった。きちんと食べることができたので、体にエネルギーが湧いてきた。家の掃除を始めようとしたが、昨日の午後、ちょうどこの時間に熱が上がってきたことを思い出し、我慢して横になった。そのうちまぶたが重くなり、眠ってしまった。


「お父さん、夕食できましたけど少しいかがですか？」

「帰っていたのか。もう夕食の時間か。ずいぶん寝てしまったなあ」

「よく眠っていましたよ。気持ちよさそうだったわ」

「熱はどうかな？」

　一男は体温計を脇の下にはさんだ。

「先生が送ってくれた漢方薬が午前中に着いたので、すぐに飲んだんだ。するとあっという間に食欲が湧いてきて、作ってくれた朝食を昼に全部食べられたんだよ」

「食欲が出てきてよかったわ。お父さんが心配で仕事先から直行で帰ってきたのよ。台所見たら朝の食器がきちんと洗ってあって、残りもなくなっていたから、食べられたんだとわかって嬉しかった。お部屋に見に来たら気持ちよさそうに寝ていてホッとしたわ。体温はどうですか？」

「三六度五分、平熱だよ。ああお腹減った。夕食は何かな？」

「お父さんの好きな煮物とおかゆですよ」

二人は食卓についた。

「里子、いろいろありがとう。おかげで元気になれそうだよ。食べられるようになったら、体にも力が出てきた感じだ」

「お父さん、食べる前に漢方薬を飲むんでしょ」

里子はお湯で溶かした漢方薬が入ったカップをテーブルに置いた。

「この漢方薬は、今の俺にはよく効くんだ。なにしろこの漢方薬を飲んだら、食べられるようになったんだから」

一男はカップを手に取り飲み干した。

「せっかく漢方薬を飲んだのだから、少し時間をおいてから食事にしましょう。その間に足湯でもしますか？　さっき足に触ったら少し冷たかったからちょうどいいんじゃない？」

「足湯を忘れていた。俺が準備するよ。バケツとタオルは洗面所から持ってくるから、お湯を用意してくれないか？」

「いいえ、ここでじっとしていて。まだ病み上がりなんだから、無理しないほうがいいわ」

「里子にばかりやらせてしまって申し訳ないなあ」

「わが家は二人三脚なのよ。忘れた？」

里子はポットのお湯を足湯用のバケツに入れて湯加減を手で確かめると一男にすすめた。

「さあ、足を入れてみて。少し熱いかしら？」

「ちょうどいいよ」

「ポットは横においておきますから、温くなったら足してね」

「ああ、気持ちいい。里子も足湯したらどうだ？　疲れが取れるぞ」

「私はお父さんが寝ている間に、足湯をしたのよ。気持ちよくなって足湯のあとはうたた寝しちゃった。おかげで疲れもすっかり吹き飛びました」

「里子みたいに、ちょっとした疲れも感じられる体にしておけば、病気にまでならずにすむんだろうな。足湯で疲れが取れてしまうなんてすごいよ。俺は、頭の中で足湯は体にいいと自分に言い聞かせてやっているところがまだあるんだ。体が足湯にどの程度反応しているかなんてわからないもの。ただ、気持ちがいいことだけは感じられるようになったよ。以前の俺だったら、足湯をしても何も感じなくて、一回か二回でやめていただろうなあ。そして足湯なんて効かないと決めつけていたに違いないよ。実際には効果があっても、俺の体が悪すぎるから反応がなかったということにも気づけなかったんだよ。そんな調子だったから、病気につながってしまった」

「そうかもしれないわね……」

「病気になって、体に器質的な変化を起こしてしまったわけだから、元の健康な状態に戻るのは容易ではないだろうね。世間的には、病気になると自分ではどうしようもないから、西洋医学のお医者さんに頼って、切ってもらったり、焼いてもらったり、薬でやっつけたりして治そうとするけど、陽子先生は、自分の体で作ってしまった病気を、自分自身で治させようとしている。自然治癒力とか、異物排除機能といったものを奮い立たせる治療をしてくれている。だから俺も一生懸命、免疫力を高める生活をしていかないとね」

「お父さん！『一念岩をも通す』ですよ。私もしっかり応援をしていますから、頑張りましょう」

「過去は二度と戻らないけど、過去から学ぶことはできるよな。その学びを俺は自分の未来に活かしたい。ああ、腹減った。足湯は終わりにして飯にしますか？」

「今晩はまだ玄米がゆにしていますよ。熱いからゆっくり食べてくださいね。足湯のあと片づけは私がやりますから、そのままにしてお父さんは食事をしてください」

この日一男は夕食を美味しく食べられて嬉しかった。

今までの人生で、食べたものが入っていかないという経験などなく、口に入れて噛んでゴクンと飲み込むのはごく当たり前のことだった。しかしその当たり前のことも、つまずくと、とたんに不自由な生活に陥ってしまう。歯が痛くなれば歯のありがたさがわかるが、歯のトラブルがなければ当たり前すぎて意識することもない。一男は癌になり声が出せないことがどれだけ大変なことか、身をもってわかった。しかしながら、体の大事な「当たり前」を破壊したのは誰でもない自分であり、自分の無知が招いたことだと思い知った。

夕食後、部屋に戻った一男はあらためて思うのだった。

この「気づき」で、治療に対する姿勢が受け身ではなくなった。体にいいと思うことは、自ら積極的にやるようになった。「治してもらう」ではなく、「治そう」という姿勢になった。気持ちもずいぶん前向きになってきた。もちろん生身の人間なので、ときには不安に陥ることもある。しかし以前よりは切り替えがうまくできるようになった。自分の「気づき」は、癌に遭遇してしまったという被害者意識を消失させてくれた。と同時に、自分にかかわる人たちに対して、感謝の気持ちをもてるようになった。

以前は、癌になったかわいそうな自分がまずいて、世話をしてもらうのは当たり前。放っておかれると苛立っていたものだった。今は、里子が仕事に出かけたあとは自分で台所を片づけ、洗濯、掃除もする。少し休んだら自分でお灸をすえたり、体操をして体を動かしている。自分でやることがたくさんあって、日々忙しい。癌克服への道は険しいが、お灸や漢方薬のおかげで体が楽になるので、毎日を元気に過ごすことができている。自分のことは自分でできて、夫婦で「当たり前」の生活を送れることが幸せなのだと、今は感じることができた。

癌になったおかげで、人生を大きく方向転換ができたことは「ついている」のかもしれないとも思えるようになってきた。治療すると体は軽くなり、よく眠れて自然と明るい気持ちになれる。この毎日の積み重ねが未来につながるなら、自分はまだまだ生き抜けると思えた。

九

平熱に戻り元気になった一男は里子の運転でクリニックへ行った。

名前が呼ばれ、診察室へ入ると一男の顔を見るなり看護師が声をかけてくれた。

「福山様、お元気そうに見えますが、その後いかがですか？」

「この間は大変お世話になりました。おかげさまで指示どおりにしていたら、すっかりよくなりました。先生からも直接お電話をいただき、とても心強かったですよ」

「よかったですね。今、先生がお見えになりますから、支度をしてお待ちください」

看護師が部屋を出て行くと、間もなく陰山《かげやま》医師がやってきた。

「福山さん、体調は戻られましたか？」

「先生、いろいろありがとうございました。おかげさまですっかり熱も取れて、元気になりました。あとから送っていただいた漢方薬がとても効いて助かりました。実は、平熱に戻っても食欲が出なかったんです。胃袋がロックされたみたいな感じで、何もほしくありませんでした。そのときに漢方薬が届いたので、すぐに飲みました。とたんにロックがはずれたみたいに楽になりましてね。漢方薬があんなに早く効くなんてと驚きました」

「それはよかったですね。食べられないのはつらいものです。福山さんの今回の熱は、以前お話ししたように、治療の結果起こってきたものです。福山さんの体が、少しずついい方向に動き始めたサインだと考えています。東洋医学的治療は、病巣に直接手を入れるのではなく、人間の体に備わっている自然治癒力を活発にし、体を治していこうとするものです。

病気にかかっている人は、さまざまな原因で気血《きけつ》の流れが妨害されていて、自然治癒力が働かなくなっています。患者さんの体を診察して、病気を引き起こした原因を東洋医学的に探っていくのが私の仕事ですが、ここに問題があると判明して治療を施《ほどこ》しても、体はすぐに動いてはくれません。病気になるまでの歳月と病名がついてからの歳月が合わさって、ずいぶん長い時間を費やして病気になっているわけですから、治療をしてもすぐには反応してこないのです。イメージとしては、錆《さ》びついたような感じでしょうか。重症になればなるほど、錆びつきの度合いがひどくなります。とくに西洋医学で長期間、強い薬を使ってきて、食事も含めた生活環境を見直すこともなく過ごしてきた人の体はカチカチになっていて、動かすのが大変です。

中には重症でも西洋医学の強い薬を使うのが怖くて、何の治療も受けずに東洋医学の治療を求めてくる方もいらっしゃいます。そういう方は、福山さんのように生活を全面的に改善して東洋医学的治療をしていくと、思いのほか素直に体が動きだし、自然治癒力が復活して元気になっていきます。福山さんの体はずいぶん無理をしてきていますから、簡単には動いてこないと思っていましたが、予想より早く動いてきたようですね」

「私はこれまで、西洋医学の考え方が当たり前なのだと思ってきました。自分の体から出てくる症状は、すべて悪いもので何かの病気が原因で症状が出てきたと考えていましたから、症状が出たらすぐに専門家を受診して治してもらうものだと信じていました。処方された薬を当たり前のように飲んで、症状が消えることが、つまり治ることだと思っていたのです。炎症性の病気になれば、原因は微生物ですから、抗生物質や抗菌剤を当たり前のように飲みました。同じような病気を繰り返しても、悪者は微生物だから自分の生活の間違いがその誘因になっているなんて夢にも思わず……。そもそもお医者さんに行って、生活面の注意など受けたことなんてないですよ。だから、風邪をひいても市販の薬を飲んで、症状がなくなればそれで終わりにしていましたね。ただ薬をもらうだけで、ここまで生きてきたのです。癌になる半年ぐらい前、熱の出ない風邪をひきました。久しぶりにかかったのですが、咳が止まらず難儀しました。最後は咳中枢《せきちゅうすう》を抑える強い薬を飲んでどうにか治まりましたが、大変でした」

「それは、ずいぶんと免疫が落ちていた証拠ですね。本当は福山さんの体が警鐘を鳴らしていてくれたのでしょうね」

「そうなんです。今ならよくわかるのですが、そのときは、咳が悪者で、それを止めることに必死でした。症状が何もないことが健康だと信じていましたから、とにかく症状を消していたんです。私は大人になってから高熱を出したことはなく、子どものころも元気で学校を休んだことはありませんでした。今回の熱は、治療の結果起こったものだと理解はしましたが、苦しかったです。熱が思うように下がらなかったり、食欲が出なかったりしたので、不安になってしまって……。自分で対応しきれなくなって、先生に電話までしてしまいました」

「人間の体は順応性豊かで、最初は違和感があっても、時間が経つにつれて感じなくなってくるのです。この順応性は、人間が生きていくためには便利なのですが、注意しないと体を鈍らせ、バランスを崩す危険性をはらんでいると私は考えています。毎日冷房の効いた室内で仕事をしていると、暑い外から室内に入ったときにはスッとして気持ちよくても、時間が経つと体が冷えてきますね。出入りがあればいいのですが、その部屋で一日中仕事をするような状況が続くと、体は悪く順応してしまい、体が冷えていることに気づかなくなってしまいます。寒いと感じられれば衣服で調節もできますが、感じなければ何の対策もせず時間が過ぎていきます。

幸い人間には『命の反応』というものがあって、冷えすぎると熱が体の中に生み出されるようにできています。この熱が、冷えた部分をバランスよく温めてくれるといいのですが、そううまくはいきません。熱は体の上の方向に向かう性質があるので、咽喉(のど)や顔や頭に熱感や汗を生じさせます。それが冷えから起こっていると気づけばいいのですが、実際に首から上が暑くなるので、自分は暑がりかもしれないなあと冷たいものを飲んだり、薄着になったりして不快な暑さから逃れようとします。冷たいものは咽喉《のど》ごしもよいので、氷の入った冷たい飲み物を好むようになり、結果として体内を冷やし、五臓六腑のバランスを崩していくことになります。

こうして時間をかけて、無意識に『病気の核』を作っていく人が多いのではないでしょうか。もちろん、毎日冷たいものを取り続けていれば、ときに急性の症状が出てくることもありますが、そのたびに対症療法で症状を消していくため、冷えから発しているとは気づかないことがほとんどです。また、多くの場合、体に何となく違和感があっても、日常生活に支障をきたすことがなければ、積極的に生活を変えることなく毎日を過ごし、時を重ねていきます。強い腹痛、激しい腰痛や頭痛などの、自分では対応できないような急な異変を自覚して初めて医療機関を受診するのです。

検査で何か異常が見つかって手術の適応が見られれば、病巣を取り除いて治療は終了しますが、悪性であればその後も治療は続きます。普通、手術をして自覚症状がなくなれば治ったと思い、普段の生活に戻ります。しばらく、何となく以前とは違う感じがあっても、毎日の生活に追われているうちにその『感じ』もなくなります。その後も、以前とはまったく異なるところに異常が出て、別の科を受診するようなことを繰り返したり、冷えで苦しんだりと、結局はいつまでもすっきりしないそんな人生を送っている人は思いのほか多いのではないでしょうか。
西洋医学では、過去から現在までの病気のつながりを考えてはくれません。人体を解剖学で分断し、細かく分けて科名をつけていて、病院ではそれぞれの科が独立しているので、患者さんを統合的に見るのは苦手です。たとえそれぞれの科のキーパーソンとでもいうべき人たちが集まる機会があったとしても、専門家としての意見は絶対ですから各々《おのおの》の意見を述べるだけになってしまいます。残念ながら、知識で人を治すことはできないのです。もし知識で病気が治っているのであれば、病院は閑散とし、年間の医療費の予算も縮小されているはずです。でも、現実はその逆で、どの病院も患者さんで溢れかえり、長い待ち時間は暗黙の了解になっています。

やっと自分の番が来て、これだけ長く待ったのだからしっかり診察してもらえるだろうと患者用の丸椅子に腰かけると、医師は電子カルテを作るためパソコンの画面を見つめたまま、患者さんの訴えを短時間で入力し始めます。そして必要と考えられる検査を予約して、一回目の診察は終了。人によっては、医師の視診や触診がまったくないまま診察が終わり、看護師に促されて席を立たされてしまうこともあります。医療機関は、大勢の患者さんを一定の時間内にさばくことが要求されていますから大忙しで、一人ひとりの患者さんに向き合う時間は、必然的に短くなってしまいます。ただ、大勢の患者さんを時間内に手際よくまわしていけるのは、西洋医学の利点でもあると思います。東洋医学では、一人ひとりに時間がかかり、大勢を時間内に診《み》ていくことは不可能ですから」

陰山医師は病気の作り出されるメカニズムと西洋医学の問題点について詳しく話してくれた。さらに続けて言った。

「東洋医学は自然や生活環境と病気の結びつきを重要視する医学ですから、患者さんの訴えはとても重要です。実際に患者さんの生活を聞き出すのは、時間がかかることです。病気になる前の状態や、子どものころに遡《さかのぼ》ると、患者さん自身も忘れていることが多いのです。あるとき体の具合が悪くて検査を受け、癌や膠原病《こうげんびょう》が見つかったとしても、そこが出発点ではなく、過去のその人の生き様や気質が深く絡み合っていると思っています。重症の病気であるほど、その傾向は強いようです。私はその方の過去を深く掘り下げていくことで、治療の手がかりを得ようと試みています。自覚症状がなかなか改善せず、最新の医療器械を使用しても異常が見つからない場合、西洋医学では心療内科の範疇《はんちゅう》として片づけられがちですが、私なら精神面を考える前に、その患者さんの過去の生活面に目を向けますね」

「私のように毎晩遅くまで大酒を飲んだり、深夜にステーキを食べたり、ですね」

「そうですね。福山さんの生活も体にずいぶん負荷をかけていました。それが体に悪いとは気づかずに、毎日やっていることで体を壊すケースはわりとあることです。表に出ている病気や種々の症状が、偏《かたよ》った食を含めた生活環境と結びついていることが多いと私は感じていますね。ああ、今日も話が長くなってしまいましたね。さあ、治療を始めましょうか。そうそう、この部屋に入る前に奥様にお会いして少し話をしました。彼女の観察眼は素晴らしいですね。福山さんの症状の変化をきちんと捉えていて感心しました。近くに強い味方がいてよかったですね」

「ありがとうございます。おかげさまでずいぶん助けられています。今日は治療風景を見るつもりでいたようですが、待合室で鮫島《さめじま》さんという女性と再会したとかで、先生に挨拶したあと二人で出かけると話していました」

「里子さんは鮫島さんと知り合いだったのですか？」

「今日でお会いするのは二回目ですが、初対面で意気投合したようです。女房は『今度いつ会えるかしら？』と私に何度も言っていました。鮫島さんも同じ気持ちだったようです。私も挨拶させてもらいました。見た目では弁護士先生と里子の距離は遠いと思うのですが、わからないものですね」

「鮫島さんとのつきあいは、彼女のご主人を治療していたころからなので、ずいぶん長くなりました。彼女は里子さんの聡明さと愛情の深さに気づいたんじゃないかしら。人間は表面をどんなに一生懸命着飾っても、中身が充実していなければ思う人と心を結びつけることは不可能ですもの。人の価値は学歴や職業やお金では測れません。表面からは見えないものにこそ、真の価値があると私は思っています。鮫島さんはさまざまな経験を経て、人を見る目が深くなっているぶんだけ人とのつきあいが難しいと言っていました。

彼女はとても慎重で、他人との距離を意識し、あまり積極的に近づかないタイプですから、そんな人が初対面から意気投合したなんて、私も驚いています。きっと彼女にとって里子さんは、長い間無意識に求めていた人だと気づくぐらい、輝いて見えたのでしょうね。二人にはよき友人関係を築いていってほしいものです。よい友は人生の宝になりますから。人は年をとるにつれて心の通じる友だちがほしくなりますが、すぐ手に入るものではありません。鮫島さんと里子さんだって、たまたま出会って簡単に意気投合したように見えますが、それぞれが人生の辛苦《しんく》をなめながら、逃げずに前を向いて、しかも周囲に安易に迎合することなく歩いてきた、という土台があったからこそ、互いのよさが理解できたのではないかしら。

一般的に、心の寂しさを埋めるため、ただ人と食事をしたり、その場で人と話を合わせていくようなつきあいは、長く続くものではありません。そんなつきあい方を繰り返していると、どこかで面倒くさくなってしまい、自分の中に閉じこもってしまう人もいるでしょう。ひとりが楽でいいと感じたらそれでもよいのですから、とにかく自分を肯定して歩いていけばいいのです。友だちがたくさんいて楽しんでいる人を見て羨んでも、自分はその人になれないのだということに早く気づくことが大切ですね」

「里子は仕事場でも地域活動の場でも、そこにいるのはほとんどが女性で、その中で生きてきたせいか友だちはたくさんいました。ただ今回私が病気になり、西洋医学をやめて東洋医学に移ってから、友だちとの距離を置いたみたいです。治療について、いろいろと聞かれたり言われたりするのが煩わしくなったようですね。仲間同士はどんぐりの背比べ程度であるうちは問題なくつきあっていけますが、ある域を越えると周囲から浮いてしまうようです。もともと里子はひとりが好きで、群れないタイプですから、あまり気にしていないみたいです。『大切なことは自分の気持ちに正直でいること』と私に言っていますしね」

「同じようなことを、私は鮫島さんから聞きました。彼女も里子さんも生きていく視点が同じだから、一緒にいても楽で楽しいのでしょうね。さあ、治療を始めますよ」

陰山医師はそう言いながら鍼《はり》を打ち始め、しばらくして鍼灸師《しんきゅうし》にお灸の指示をすると部屋から出て行った。

里子はクリニックから車で十分ぐらいのところにあるティールームで、鮫島裕子とお茶を飲んでいた。ちょうどお昼どきで、店は多くの女性客でにぎわっていた。

「このお店の紅茶もマフィンもとても美味しいわ。雰囲気も素敵。里子さん、よく見つけたわね」

「今度クリニックで鮫島さんとお会いすることがあったら、どこかでゆっくりお話ししたいと思っていたんです。そのときどこのお店がいいかなって探していたんですよ。喜んでいただいてよかった」

「クリニックに長い間通っているのに、ちっとも知らなかったわ。こんなお店が近くにあるなんて。里子さんの食べているワッフルも美味しそうね。ちゃんと遅い朝食を食べてきたのに、先生の治療を受けるとお腹がすいてしまうらしいわ」

裕子は手をあげて、お店の人にワッフルを注文した。

「鮫島さんは元気そうに見えるのに、治療を受けているんですね」

「前に主人のことはお話ししたでしょう。主人がクリニックに行くときは、できるだけついてきていたの。先生のお話を聞きたくてね。いろんなお話を聞いているうちに、とても大切なことに気づいて」

そう話しかけたとき、注文したワッフルがテーブルに置かれた。

「里子さん、食べるのを少し手伝ってくださるかしら？」

「ここのワッフルは、素材にこだわっているのが売りなんですよ。前回来たとき、テイクアウトしちゃいました。私は胃が敏感で、良質の素材を使ってきちんと作られているものはスッと吸収できて何でもないのに、質の悪い素材をごまかすためにたくさんの調味料や添加物を入れて作られたものを食べると、とたんに胃が閉じるような感じがして気持ち悪くなって食べられなくなってしまうんです。最初のころは主人に『もったいないよ』と言われたけれど、そのうち呆れられて何も言わなくなりました。そんなこともあって、外食するときのお店は慎重に選ぶようになりました」

「うちの主人も敏感で、最初に食べたものが口に合わないと、さっさとお店を出てしまうの。

私はわけがわからずオロオロしていたわ。あとで主人が蘊蓄《うんちく》を傾けるのを聞いて納得はしていたけれど、慣れるまでは大変でした。だから里子さんのご主人の気持ちがよくわかるわ。私は、外食は自分で作らなくてすむからありがたいと思うほうで、多少口に合わなくても『まあいいか』って、楽なほうを優先させて食べてきたの。でも主人と一緒に食べているうちに舌が肥えてきて、前よりも食べ物を気にするようになった感じかしら。今は主人に教えてもらったいくつかのお店に、仕事の合間を見ては出かけて胃袋を満たしているの。それから年に一回だけ、息子と二人で主人のお気に入りだったお店で食事をして、主人を偲《しの》んでいるのよ。そういえば体裁はいいけれど、実のところ外国で忙しくしている息子と会う口実になっているの」

「さっきお話が途中になっていた、鮫島さんがご主人のつきそいでクリニックに来ていて、先生から気づかされたことって何ですか？　私とても気になって」

「ワッフルで話が飛んでしまったわね。私が気づいたことは『人間は病気になる前が大切だ』ということ。毎日生活をしていれば、風邪をひいたり腰が痛くなったり、首や肩が強ばったり、じんましんや湿疹が出たりと、いろいろな症状が起こってくるじゃないですか。これをただ病院に行って、症状を薬で消して終わらせないことがポイントなの。体から出ている症状が、『命の叫び』とか『体からの警戒信号』だと考えれば、そのときこそが大切で、忙しさや年のせいにして逃げてはいけないことなのよ。主人は、癌が発覚するまで何にも症状がないと思っていたの。でもあとになって考えてみると、毎日飲んでいた大量のアルコールで体が鈍くなり、一部麻痺していたから感じていなかっただけなのよ。先生のお話によれば、生活の中でしつこく繰り返して起こっている症状は、簡単に薬で消さずに食を含めた生活を見直したほうが、結果として重大な病気を未然に防ぐことにつながるんですって。

私は主人の治療を見ていてわかったのだけど、病気になると体に器質的変化が起こってしまうから、体をもとの状態にするのは大変なことなのよ。なぜここまで放置できたのか、とても不思議だったわ。アルコールを毎日飲むことは、肝臓だけではなく体全体を鈍感にしてしまうことが主人を見ていてわかったの。それ以来私も息子も自重して、健康に気を配るようになったわ。私は主人を見ていて、つくづく病気にならないうちに体を整えておかなくちゃって思い、陽子先生に診察をお願いしたのよ。いずれ寿命が尽きるにしても、そのときまで少しでも元気でいたいじゃない。正直、体には自信があったの。今まで病院にお世話になったこともなく、風邪も年に一回ひくかひかないかぐらいだったから。

ところが、先生からは思いがけないことを言われたのよ。『今は病気はないかもしれませんが、あまりよい状態ではないですね。この体では免疫もあまりいい状態ではないですよ。体の悲鳴に気づかず、いつも難題と格闘しながら突っ走ってきたような体ですよ』って言われて驚いてしまって、正直ショックだった。『ご主人と違って、健康な状態ですね』って言われるとばかり思っていたから。自分の感覚と、先生の診立《みた》ての違いは天と地ほどの差。それで先生に『なぜ私の体は鈍くなったのでしょう?』と聞いてみたの。主人は大酒飲みだったけれど、私は酒飲みではなく、ほんのつきあい程度だったからね」

陰山医師は裕子の質問にこう答えたという。

「体を鈍感にさせるのはアルコールだけではなくて、持って生まれた性格や環境や食事やストレスも大きく影響します。鮫島さんは小さいころからまわりを意識して、自分の気持ちを正直に出せなかったのではないですか？　近くにあなたの存在を、何の見返りもなく受けとめてくれる人物との出会いがあれば、甘えることが許されて、素直に自分の気持ちを出せるようになるはずです。そして無意識にこのままでいいと感じて、『自信の核』の形成につながっていきます。鮫島さんの場合はそんな環境ではなかったと思うのだけど」

「そのとおりです。いつも親の顔色を見ながら育った気がしています。先生、私の体を診ただけで、どうしてわかるのですか？」

「体はその人の歴史を刻んでいるのです。私は東洋医で、ここには検査器械もありませんから、とにかく患者さんの体を深く診て問題点を探していくしかありません。だから東洋医になったばかりのころは大変でした。体を診る視点が浅く、得られる情報もわずかで、まるで役立たずでした。本からの知識を駆使してどうにかやっていましたが、全然納得できていませんでした。『西洋医にかかって治らない患者さんを助けるんだ』と意気込んで東洋医学の世界に入ってきましたから、結果が思うように出なくてずいぶん悩み苦しみました。

だけど自分が好きで入った道ですから、そのまま突き進むしかありません。ひたすら患者さんに向き合っているうちに、あるとき、病気は過去からつながっていることに気づいたのです。表面に出ている症状だけを治療することは、いわば雑草の根っこを残して刈り取るようなもの。根っこがあれば、またすぐに伸びてくるでしょう。あのイメージなんです。患者さんが話す過去のことや、今の症状だけでなく病気に無関係と思われる出来事の中に真の問題点、つまり『根っこ』があると考えました。病巣が映像に映し出されれば、そこだけが異常だと思ってしまいがちですが、真に悪い部分は画像に映し出されないような気がしています。どこの世界にも黒幕と呼ばれる人がいて、姿を人目にさらすことはなくても、しっかりと実権を握っている。でも表からはまったく見えない。昔から大切なものは見えないと言われていますが、東洋医学的に感覚を研《と》ぎすまして体を診続けてきた私には、そう感じるのです。

画像検査にも限界があると考えています。病気とわかると、西洋医学ではそのときの情報をもとにして、すぐに治療というメスを入れていきます。しかし私は、病気は過去とつながっていて、たまたま時が熟して表に出てきたものと考えているので、治療をしてもそう簡単に完治するものでもないと思っています。こんなふうに体を診ていくうちに、その方の生い立ちも体に刻まれていることに気づいたというわけです。多くの子どもさんを診ていることからも、ヒントをもらっています。

鮫島さんは、大変だったと思います。小さいころから、無意識とはいえ周囲の状況を把握しながら生きてきたわけですからね。いつも心が緊張していたのでしょう？　愛されて受け入れられて育った子どもは、自分を素のまま表に出し、無意識のうちに自分の気持ちを発散することができます。ところが鮫島さんの育った環境では、正直な気持ちを表に出すのは難しく、親にも甘えられなかったのではないかしら？」

「そのとおりです。親だけではなくまわりの人の顔色を見ていたと思います」

「自分の気持ちを素直に出せないということは、自分の心に鍵をかけることになりますから、当然、体も鈍感になっていきます。鮫島さんがえらかったのは、どこかの時点で自我に目覚め、自分の道を選択したことですね。このときの舵《かじ》取りがうまくできたおかげで今日のあなたがいるのだと思います。いずれにしても、ここまでのプロセスは大変だったと想像します」

「先生は体ばかりでなく、心の部分まで見えてしまうのですね。恐れ入りました。先生に褒《ほ》めていただき嬉しいです。小さいころからひとりで生きてきたようなものですから。母親が弟に教えていることを、見たり聞いたりしただけで、それを習得して自分のものにしてきました。するると母が『裕ちゃんはお利口さんね』と褒めてくれるので、嬉しくて頑張っていたんです。

家にいたときは、食事は母が作っていたものを食べていましたが、東京に出てきて自立してからは、食事はかなりいい加減でした。小さいころから高校まで弟と一緒に剣道をしていたおかげで、体力がついていて病気にもならず今までやってこられたと思っていました。主人もスポーツマンで、小さいころから体を鍛《きた》えてきた人で、それまで一度も病気にならなかったので大丈夫だろうと思ってきましたが、癌になってしまいました。主人につきそって先生のところへ通い、お話をうかがっているうちに、病気になる前の体のメンテナンスが大事だと気づきました。今日先生に診ていただいて、本当によかったです。さっそく予約しますのでよろしくお願いします」

「病気になっていない今が大切だと思いますよ。鮫島さんはご主人が病気とわかってから、玄米ご飯にしたり野菜を多くとったりして食事に気をつけていますね。それはあなた自身の体にも役立っていると思います。若いころ剣道をしてこられたから、もとの体はしっかりしているはずです。あなたからは、まだまだ体のエネルギーを感じますから、ぜひ頑張ってください。世間一般では、病気になったり何か症状が強くしつこく出てから治療を始めるものと考えられているようですが、東洋医学的に見ると、それでは遅いと感じています。日々の生活に追われていれば、年とともに疲労は体に蓄積されていくわけですから、時どきは体の状態をチェックして、バランスを整えておくことをおすすめします。健康寿命を延ばすには欠かせないことでしょうね」

「先生からそんなふうに言われてね、それ以来ずっと治療を受けているの。おかげさまで本当に体がよくなって、主人の看病と仕事の両立ができたと思っているの」

「よかったですね。鮫島さんがいつも顔色がよくてパワフルに見えていたかげには、先生の治療があったのですね。実は私も主人から間接的に先生のお話を聞いて、一度先生に診ていただきたいと思っていたのです。主人に相談してみようかと思っていたタイミングで高熱が出てしまって」

「あら、さっきご主人にお会いしたときは、大丈夫そうに見えたけれど」

「今はおかげさまで元気になってホッとしたのですが、一週間前に高い熱が出てしまってあたふたしました。以前から先生に言われていたことだったのですが、現実になると対処の方法がわからず、クリニックに電話をかけてしまいました」

「私も治療を受けてから、足に湿疹が出たり腰が痛くなったりしていたわ。でもそれが治ると不思議と体が元気になっていくの。主人は何年治療をしても私のようにはっきりとした症状が出なかったので、『俺はいつ来るのかなあ?』って待っていたけれど、結局そのまま逝ってしまって……」

「寂しいですね」

「ごめんなさい、気を遣わせてしまって。生前は私ひとりが残されてどうなるかと思って落ち込むこともあったわ。でも、亡くなってみると不思議なことに生きてたころより夫が近くに感じられて助かっているのよ。話が飛んでしまったけれど、里子さんも一度診てもらったほうがいいかしらね。まあ私の勘では、里子さんは大丈夫だと思うけれど。顔に艶《つや》があるし目の下のクマもないし、元気そうに見えるもの。私はあまりよい体ではないと言われたあと、じっくりと顔を見てみたの。そうしたら顔に艶はないし、肌はくすんでいて、目のまわりにはクマができていてショックだったわ。毎日鏡を見てお化粧していたのに、自分には何も見えていなかったのね。自分は勝手に元気だと思い込んでいたってわけ。思い込みって怖いわよねえ。目が曇って事実が見えなくなるのですもの。

でも今の自分と比較してみると、そのときはまったく元気ではなかったことがよく理解できるの。あのころは毎日の生活がきちんとこなせて、仕事に穴を開けずに一日が無事に終わり、病院に行くようなことがないことが『元気』なのだと、自分勝手に思っていたわ。でも先生の治療を続けてみると、さまざまな変化が起こってきて、とくに眠りが深くなってね。それまでの私は眠りが浅くて、ちょっとした物音でもすぐに目が覚めていたの。それが当たり前になっていて、こんなものかとずっと思っていたわけ。ところが実際に眠りが深くなってみると、こんなにも体が楽になっちゃうのって驚いたわ。私は仕事で強いストレスが体にくると、すぐに胃がおかしくなり、仕事が一段落すると胃も治るということも繰り返していたの。それはいわゆる『仕事病』だと考えていたのだけれど、治療を受けているうちにすっかり治ってしまって、胃も丈夫になったわ。陽子先生は病気ではない症状は治りやすいっておっしゃったの。そして、『裕子さんの場合、時どき頭の中を空っぽにするようなことをやることが大切だと思いますよ』というアドバイスをいただいて、今はウォーキングをしているのよ」

「私も歩くのが好きで、以前はよく友だちと山へ行ってました。どの山が登りやすくて帰りに温泉に入れるかとかいろいろ調べて、一緒に行くメンバーに情報を教えたりしていたんですよ」

「里子さんはマメな方なのね。まわりの人たちは喜ぶでしょうね」

「どうせ行くならいろいろ楽しみたいだけで、みんなをしっかり巻き込んでいましたね。登山で疲れた足を温泉で温めると、次の日に疲れが残らないことを経験してからは、絶対に温泉ははずさないよう計画を立てていました。着替えのことを考えると、一人ひとりの荷物が多くなるから登山口までは車で行くようにしていましたよ」

「何人ぐらいで？」

「多いときは七、八人ぐらいですね。自分が行きたいときはひとりでも行っていました」

「ご主人とは行かないの？」

「ええ、主人は仕事人間でしたから。病気で退職するまでは多忙な生活を送っていて、冠婚葬祭以外、二人で出かけることはほとんどなかったんですよ。もう少し主人に体力が戻ったら、二人で山へ行くのもいいかなあと思っています。鮫島さんも、今度ご一緒しませんか？」

「里子さん、あなたのことは大切なお友だちだと思っているので、『鮫島さん』はやめて名前で呼んでくれないかしら？」

「わかりました。そう言っていただいてとても嬉しいです。それでは言ってみますよ。用意はいいですか？」

里子は茶目っ気たっぷりに言った。

「いつでもどうぞ～」

「それでは裕子さん、少しずつ慣らしていきますね」

「ありがとう、嬉しいわ。私もぜひ今度里子さんと山へ行ってみたいな」

「行きましょう。ところで裕子さんの休みはどうなっていますか？」

「明日行きましょうと言われるとさすがに無理なの。土日は基本的にお休みにしているけれど、依頼人の都合で仕事になってしまうこともあるからね。一か月以上前にお声をかけていただくとありがたいわ。約束した日には、予定を入れないようにします」

「裕子さんに連絡をするときはどうしましょうか？　私にはこの名刺にある携帯の電話番号にかけてください」

里子は作ったばかりの自分の名刺を差し出した。

「あら、素敵な名刺ね。この番号を、すぐに私の携帯に登録するわ。私は……」

そう言いながら、前回とは違う名刺をハンドバッグから取り出し、里子に渡した。

「この名刺には私の携帯電話の番号が書いてあるので、こちらにかけてくださるかしら？」

「わかりました、すぐに登録しますね。一か月以上先の土曜日に出かけて、日曜日は自宅でゆっくり休むようにすれば、疲れが残らず月曜日からの仕事にも差し支えないんじゃないかしら？」

「いいわねえ、ぜひそのパターンで行きましょう。ええと、一か月先の土曜日だと、第二と第四土曜日は予定が入っているけど、第一と第三土曜日はあいているわ」

「それなら第三土曜日を第一希望にして、行き先を考えてみますね。朝早いのは大丈夫？」

「朝五時起きはきついので、せめて六時すぎでもいいかしら？」

「もちろん、もっと遅くてもいいんですよ。何しろ体力増進のために行くんですもの。最初から無理をしないほうがいいと思うわ」

「じゃあ、七時だったら大丈夫よ」

「そうしましょう！　まず計画を立ててみますね。裕子さんの希望は何かありますか？」

「私は登山ビギナーだから、初級者向きでいいかしら？　無理をすれば中級でも大丈夫だとは思うけれど、途中で歩けなくなったら迷惑をかけてしまうから」

「裕子さんが喜びそうなところを選びますよ。まかせてください」

「ありがとう、期待していま～す。登山用品は事務所の近くに専門店があるから、そこで揃えればいいわね。何だかワクワクしてきちゃった」

「私もです。計画ができあがったら連絡します」

「里子さんだけに負担をかけちゃうわね」

「私はいろいろと調べて計画を立てるのが大好きだから、これまでもそうしてきたんです。気にせず私に任せてください」

「それでは大船に乗ったような気持ちでいますね」

「今回、裕子さんとは初めてだから、まずは小舟に乗ったつもりでいてください」

二人は顔を見合わせて笑った。

「考えてみると、里子さんとの出会いは主人のおかげね。主人の病気がなかったらこのクリニックには来ていなかったわけだし。たとえ来ていても曜日が違えば会わなかったわね。たまま曜日が同じで、隣り合って座ったとしても、挨拶程度でつながらないことだってあったわけでしょ。里子さんとは何かが引き合ったと考えると不思議でならないの」

「私も同じです。このクリニックに出会っただけでも感謝しているのに、裕子さんとの出会いまでいただいてしまって」

「私は里子さんとの出会いをありがたいと思っているの。仕事柄、悪い出会いをして苦しんでいる人たちをたくさん見てきているでしょう。自分がしっかりしていれば、悪い出会いを避けられると思っている人は多いと思うけれど、悪い出会いの持つエネルギーは強烈で、ひとりで近寄らないように踏ん張っていても、巨大な防波堤を平気で越えてくる波のように防ぐことができない怖さがあると、私は感じているの。悪い出会いは、何も人ばかりではないわ。主人が『末期癌』と言われたとき、死につながる病気と主人が出会ってしまったんだと思うと涙がとまらなかった。この出会いが主人をあの世へ連れていってしまうかもしれないと思うと、どうしていいかわからなくて恐ろしかった。突然の『余命半年』という宣告だったから。主人がいつ消えてしまうのかと落ち着かなくてね。

でも陽子先生の治療を受けて半年過ぎても元気だったから、何か一つの大きな山を越えたような気持ちになって少し楽になったのよ。主人の治療のときは、先生の話も聞けたしね。いろいろ聞いていているうちに、主人はたまたま癌と悪い出会いをしたのではないって理解できたの。主人は長年お酒と美食に酔いしれた人だったから、体に悪いかどうかなんて念頭になかったのね。年に一度受けていた健診でも結果はいつも正常だったから、酒量や食生活を見直すこともなかったし。だから先生の話は耳に痛かったな。夫婦揃って本当に無知だった。先生のアドバイスを受けて初めて玄米菜食の生活を始めたの」

「そうだったんですか」

「最初は二人とも必死だったからできたんだけど、そのうち主人はやっぱり物足りなくなって、時どきのランチは外食して自分の好きなものを食べていたみたい。私は徹底的にやらないと癌細胞に負けてしまうと心配で、夫に注意すると、『俺は俺なりにやっているんだから、口を出さないでくれ』って逃げていたわ。私は日ごろ、相手を追い込むような仕事をしているから、言い方がきつかったかなあと反省はするのだけれど、やっぱり命にかかわることだし加減が難しくてね。あのときはずいぶん悩んでいたわ。結局、自分の欲望をコントロールできなくて、最期までお昼の外食とお酒はやめなかった。好きなものを断ってくれたらもう少し生き延びてくれたとは思うの。ただ、それは残される私にとってよかったかもしれないけれど、とても自己中心的な発想だと気づいてね。今は主人が好きなことを最後まで続けて、寿命をまっとうすることができてよかったと思っているの。ちょっと湿っぽい話になっちゃったわね。

ところでお話を聞いていて思ったんだけれど、里子さんのご主人は、何事も納得してから前に進まれる方じゃないかしら？　治療についてもそうでしょう？　きっと専門的な細かいことはわからなくても、医療者にすべてを任せるやり方は嫌うタイプで、自分なりに納得したいと思っているような」

「裕子さんすごいわ。主人の心の底にあるものを言い当ててしまうんだもの。さすが、お見事です」

「ご主人は私のクライアントでもないのに、失礼しました。亡くなった私の主人に対して先生に『自分を押しつけないで』って指摘されたり、『気づき』をもらったおかげで、私はやっと変わることができたんだと思うわ。それからは主人に対しても素直になれて、自然と言葉より思いやる心が態度に出るようになったの。すると今度は主人のほうが変わってきて、私に近づいてきてくれてね。自分で言うのも気恥ずかしいぐらい、心が通い合う夫婦になれて居心地がよかったな。もっと早く私が変わることができていたらって欲張りに心を膨らませることもあったけれど、主人の病気が手遅れの癌にまでならないと、残念ながら私はいろいろと気づくことがなかったのね。我の強さが邪魔をした結果ね。救いは主人が生きている間に自分を変えられたことかしら。主人にありがとうの気持ちを伝えられたことは、本当によかったと思っているし、年月が経つにつれてその気持ちは強くなってきているの」

「裕子さんはご主人にとって大切な人だったんですね。裕子さんが孤独に生きてこられたことをご主人は知っていらしたから、自分がいなくなったあとのことを心配していたのでしょうね。でも裕子さんがだんだん変わっていくことで、安心されたのではないかしら？　私の場合は逆で、私が夫の変化に驚いています。人間がこんなにも変われることに、感動しているんです。主人が癌になって大変なこともあったけれど、気づかせてもらったことも多いから、私たちは夫婦としての人生をやり直せていると感じているんです。時間も意識して大切にするようになったから、一日が過ぎることは当たり前ではなく、ありがたく無事に一日が進んでいますっていう感じなんですよ」

「里子さんの推察、すごいわ。主人は生前、『裕子をひとりで残すと、人生のバランスが仕事に傾きすぎてしまうから心配だなあ。一本気だからやりすぎたときに自分でブレーキをかけて、羽を休めるところが見つけられるかな』なんて、独り言のように言ってたわ。そういえば、私が変わってからは心配そうな素振りは見せなくなったかな。里子さんの言うとおりかもしれない」

「裕子さんは仕事に全精力を傾けていて、普段はとても自分のことを構うなんてできないと思いますよ。ご主人が癌になって、しかも重症と言われて、そのときは大変だったんでしょうね。でもその追い込まれた状態だったからこそ、裕子さんは多くの気づきを得て自分を変えることができたのだと思いますよ。ご主人がそのチャンスを、身を捨てて作ってくれたとしたら、私はそこに熱いものを感じます」

「深いわね」

「そのチャンスを裕子さんは着実に活かしたのだから、ご主人はどれほど嬉しかったことか。素晴らしいご夫婦だと思いますよ。あれ、私、少しえらそうな評論家になっちゃったかしら?」

「ありがとう。私は正直なところ、そこまで考えたことはなかったわ。今日は里子さんに大切なことを気づかせてもらったな。主人への想いがさらに深くなりそうよ。私が里子さんに最初から強く心ひかれたのは、無意識に主人の私へのメッセージを持っている方だと感じたからだとしたら、それは偶然の出会いではなかったってことね。亡くなった主人は自分で伝えることはできないから、敏感な里子さんに託して、私たちの出会いを待っていたのかもしれないわ」

「私は超能力者ではありませんよ。普通人です」

笑いながら里子は言った。

「でも裕子さんがそんなに喜んでくれて嬉しいです。あ、携帯が鳴ってる。主人からかしら?ちょっと失礼。

もしもし、私です。いま鮫島さんとワッフルのお店でお話をしていたところよ。治療は終わったのね。じゃあこれからクリニックに向かいますね。

主人からだったわ。私はこれからクリニックに戻りますけれど、どうなさいます?」

里子は、裕子に尋ねた。

「私はここでもう少しゆっくりしてから帰ります。今日はどうもありがとう。とても楽しくて有意義でした」

「こちらこそ。山に行く件でまた連絡しますね。それでは失礼します」


里子は車を運転してクリニックに戻った。ちょうどクリニックの前の駐車場が空いていて車を停《と》めることができた。

クリニックに入ると、一男が奥のソファで誰かと話していた。

里子が声をかけると、「早かったね。萩原さん、家内です」と相手の男性に紹介した。

「初めまして、萩原です。私は今日が初診でおたおたしていたら、ご主人が親切にしてくださって助かりました。いろいろ話していたら、二人とも病院脱出組だとわかって仲間を得た思いで嬉しくなりました」

「そうだったんですか、大変でしたね」

「私は七十三歳になりますが、前立腺癌が見つかってね。今まで元気で病気ひとつせず生きてきたものだから、驚きました。人間として生まれたからには、いつか必ずこの世を去ると思ってはいたけれど、自覚症状がなかったものだから、まだ先かなあというぐらいに考えていたんです」

萩原は堰《せき》を切ったように話し始めた。

「私はゴルフが大好きで、仲のいいグループ四人で、週に三回から、多いときで四回ほどラウンドしていました。ところがその中のひとりが心筋梗塞《しんきんこうそく》で急死しましてね。ショックでした。グループの中でいちばん元気のいい人だったから余計に驚いてしまって。あとでその奥さんに聞いたところ、医者から『きちんと検査をしていれば助かったかもしれない』と言われたそうなんですよ。それまでにもご主人には、年に一回ぐらい健診を受けたほうがいいんじゃないかとすすめていたそうですが、『仲間は誰も受けていないし、ゴルフで鍛えているから大丈夫。病気があったら週に何度もゴルフに行こうなんて思わない』と話していたそうです。奥さんは『主人はみなさんとゴルフをするのが本当に楽しそうでした。大変お世話になりました。どうぞ皆さんには主人の分まで長生きしていただきたいので、健診を一度は受けてくださいね。どうか主人の死を無駄にしないでください』って泣かれたんです。

さすがに心に響きまして、三人とも検査を受けることにしたんです。それで私は前立腺癌が見つかりました。他の二人も癌は見つかりませんでしたが、血糖値が高かったり、コレステロール値が高かったりと、病院の世話になっているんです。私は年をとっているけれど、病院についてはは小学校一年生なみですから、右も左もわからず大変でね。待ち時間が長くてもじっと我慢していて、ようやく自分の番がまわってきて、いろいろ聞きたいことがあるんで椅子に座っても、医者は私の顔も見ないで名前を確認して、画像データを見ながら『どうしますか？』とひと言聞くんです。

私は前立腺癌の治療を含め、詳しい話が聞けるとばかり思っていたから、『どうしますか？と言われても素人なのでわかりませんよ。もっと治療について詳しい話を聞かないとわかりません』と答えました。するとその医者は初めて私の顔を見てこう言ったんです。『大勢の患者さんが萩原さんのあとに待っていて、あなたひとりに時間をかけられません。看護師が持ってくる用紙に、前立腺癌についての詳しい説明と治療方法が書いてありますから、よく読んでください。治療について、萩原さんのご要望は次回にうかがいます。今日はこれで終わりです、お大事に』って。そしてまたパソコンの画面を見て手を動かし始めたというわけです。

席を立って受付にいると看護師が近づいてきて、私に袋に入った用紙を渡すと、『わからないことがあったら、次回お尋ねください』って言って忙しそうに診察室へ戻って行ってしまったんですよ。そんな対応だったから、本当に嫌になってしまいましてね。病気で苦しむ患者のことを何だと思っているんだと腹が立ってきて、そのまま病院を飛び出してしまったんです。いちばん頭にきたのは、医者に人を治そうとする情熱がまるで感じられなかったことですよ。その医者はまるで『患者をこなす』という流れ作業に飲み込まれているようで、ずいぶん疲れているようにも見えました。あれだけ大勢の患者をさばかないと外来の診察が終わらないわけだから、疲弊するのも当然で同情もするけれど、それは自分が病気ではないときの話ですよ。自分が癌にかかると、癌は治る時代だと言われてもやはりあせりますよね。その病院で言われるままに治療を受けていっても、医師は一人ひとりにコミットする時間がないでしょう。病気の進展度は器械のデータからわかるかもしれないが、患者の気持ちが蔑《ないがし》ろにされたままで癌がよくなるとは、正直思えなかったんです。この病院体験をゴルフ仲間やいろいろな人に話していたら、ある人がこのクリニックを紹介してくれたんです。その人も僕と同じ病気で、ここで治療を受けて元気にゴルフをしているというので、それならと受診する気になったんですよ」

ちょうどそのとき、看護師が萩原を呼びに来た。

「萩原様、お待たせいたしました。六番のお部屋にご案内します」

そう言いながら、介助の手を差し伸べた。

「ありがとう。でもひとりで大丈夫ですよ。それでは福山さん、また今度いろいろお話ししましょう。失礼します」

「さあ、俺たちは帰りますか」

一男が言い、クリニックのスタッフに挨拶して外へ出た。里子は運転席に乗り、一男はいつものとおり後部座席に乗り込んだ。

「鮫島さんとは楽しかったようだね」

「とても楽しかった。わかる?」

「そりゃあ、顔に『私は幸せです』って書いてあるもの。さすがの俺だってわかるよ」

「鮫島さんと話していると話題が尽きないし、話に膨らみがあって楽しくて、時間があっという間に過ぎてしまったわ。一度三人でお食事したいな。お父さんはどうですか?」

「ごめん、眠くなってきた。あとで聞くよ。悪いけど少し眠らせてくれ」

そう言いながら、一男は眠ってしまった。

里子は助手席にあったタオルを広げて一男に掛けると、好きなCDをセットして出発した。いつも帰る途中、どこかのお店で昼食を食べているが、夫は熟睡しているらしく目覚める様子もないのでそのまま家に帰った。

「さあ着きましたよ。起きてください」

里子は車から降り、後部ドアを開けた。

「え、着いたって家に?」

「よく眠っていたから、途中で起こさなかったの。お腹すいたでしょう?」

「いやあ、よく寝て気持ちいいなあ」

一男は車を降りると、両手を上にあげて伸びをした。

「お父さん、先に家に入っていて。私は車を入れてくるから」

里子は車内にあった荷物を一男に渡すと、再び車に乗り込んだ。

一男は家に先に入り、手を洗い着替えして台所へ行った。

「お父さん、朝作ったお弁当があるけれど」

「食べたいよ」

「今お茶を入れますね。お腹すいたでしょう。さあどうぞ」

「ありがとう。ああ、お茶がうまい」

一男は弁当箱のふたを開け、美味しそうに食べ始めた。

「里子は食べないのか」

「鮫島さんとワッフルを食べてきたから、あまりお腹はすいてないのよ。今はお茶だけでじゅうぶん」

「車の運転も疲れただろう。途中で休憩もしなかったし。少し横になるといいよ。その前に風呂にでも入るか？　俺、風呂の準備をしてくるよ」

「まずはゆっくりお弁当を食べてください。お風呂はそのあとでゆっくり私がやりますから」

そう制止したが、一男はさっさと風呂場へ行ってしまった。

「あと十三、四分ぐらいで風呂に入れるよ」

「ありがとう。お風呂の準備をしてもらって感激です」

「何言っているんだ。俺たちは二人三脚でこの難局を乗り切ろうとしているわけだから、俺だけが元気になってもだめなんだよ。里子も元気でいてくれないと。俺はずっと里子に依存してこれたおかげで今日があると感じているんだ。でも里子は俺に甘えず、独立独歩で生きてきた。そのことに気づいたんだよ」

「お父さんが一生懸命働いて、お給料を持ってきてくれたから、私は家事に集中できたのよ」

「確かに経済的にはそうかもしれないが、精神面では何のサポートもしていなかったよ。自分のことばかりにとらわれていて、夫としても父親としても落第だった」

「病気になるまで、私はお父さんの後ろ姿を見て生きてきたのよ。その後ろ姿はいつも一生懸命で、まっすぐで前を向いていてかっこよかったわ。この人にしっかりついていかなきゃと思って、今日までやってきたの。お父さんの生きる姿勢は、私にはないところだから強く心ひかれたんだと思っています。落第どころか、私にとっては満点なんですよ。さあて、せっかくだからお風呂いただいてきますね」

　里子は夫に言ったことは本心だったが、気恥ずかしくてその場に留まることができず二階へ行った。

　一男は想像もしていなかった里子の言葉を聞き、嬉しくてじっと椅子に腰かけていられなくなってしまった。もっとも身近な存在である妻に、自分の人生を認めてもらっていたことがわかり興奮していた。癌になり会社を辞めてからというものは反省しきりで、自分は今まで何をやってきたのだろうと落ち込むことが多かった。

自分としては里子とめぐり会えて幸運だったが、里子からすると自分の人生をどう感じているのだろうかと、このところずっと気になっていた。家庭の中で起こるさまざまな出来事がその時どきに的確に片づけられていくのも、病気になるまでは当たり前のことという認識が強かったが、そのかげに里子の力があった。病気になり「気づき」を得てからは、一男の中で里子の存在が大きくなった。

自分は世渡りが上手とは言えず、家族を守るにはひたすら前を向いて働くしかないと思っていた。

癌になる前までは、それまでの日々がまだまだ続くものだと勝手に決めていた。体に対する配慮も欠落していて、自分の仕事だけに集中していた。家には寝に帰るだけで家族とのつながりという考えなどまるでなかった。なんと偏《かたよ》った人生を生きてきたことか。そしてよくこんな自分に、里子はついてきてくれたものだ。その妻から自分の後ろ姿を褒められたのだから、飛び上がるほどの幸福感に襲われるのも納得できた。

一男は今、心から「もっと生きたい」と願った。癌が夫婦としての人生をやり直すチャンスを与えてくれたと考えると、もう少し生きる時間がほしかった。でも、死とつながる癌である。気持ちが追いつめられると、すぐに不安になり、暗い方向にベクトルが向かった。

しかし今日は違う。とにかく元気になるには努力をしなければならない。そう考え、ひとりでお灸をすることにした。いろいろなことを考えるだけで体がよくなるならそれでいいが、実際にそんなことはないのだ。

（負けてたまるか）

そんな思いで、一男は自分の体にお灸をすえた。


里子が戻ってきた。

「お風呂気持ちよかったわ。あら、もうお灸を始めたんですか？」

「疲れは取れたかな？」

一男が顔を上げた。

「お父さん、表情がさっきまでとは違うけど、何かあったの？」

「俺の表情が違う？　うん、そうかもしれないな。実は、今日初めて自分の不安に打ち勝ったんだ。いつも不安になると里子に甘えて、慰めてもらっていただろう。里子が風呂に入っている間に、また不安に襲われてしまってね。でも今日は負けてたまるかという気持ちで対峙《たいじ》していたら、不安が消えたんだよ。里子が俺の人生を肯定してくれたことで、自信を取り戻せたような気がするよ。今までも、里子に甘えている自分に対して、こんなことじゃダメだ、自分で乗り越えなくてはって思ってはいたんだけど不安に負けてしまってね。今日の経験で、自分に足りなかったのは自信だと気づいたよ。里子のおかげでまたひとつ前進できたかな」

「お父さんには、もともと仕事や社会で培《つちか》ってきた立派な自信があったのに、癌になってからその自信が雲隠れしていたのよね。私の話は合言葉だったのかしら？　こんなに急に自信を取り戻してくれて。それだけじゃなくて顔つきまで変わるなんて驚いたわ」

「里子にお礼をしなくてはね。はい、ここにうつぶせに寝てください」

「何をするの？」

「いいから、そのまま伏してくださいな。怖いことはしませんから大丈夫ですよ」

里子がうつぶせになると、一男は足の先からマッサージを始めた。

「お父さん、疲れるからいいですよ」

「大丈夫、無理はしていないから。どうだ、痛くないか？」

「とても気持ちがいいわ。上手ね」

「里子には病気になってから面倒ばかりかけてきただろう。今日のマッサージは少しばかりのお礼だよ。これからは、少しずつでも里子にマッサージでお返しして、元気でいてもらわないと。痛くないか？」

「………」

話しかけても返事がなかった。どうしたのかと顔を覗き込むと、気持ちよさそうに寝息をたてて眠っていた。

今日は強行軍だったから、さすがの里子も疲れたのだろう。何も言わないけれど、自分を支えようと頑張ってくれている。里子は情けない夫を、よくここまで引っ張ってきてくれたものだ。どう考えても、癌になって仕事を辞めた夫などお荷物でしかない。際限なく重い荷物を背負わされたら、誰だって逃げたくなったり、愚痴や悪口を言ったり倒れ込んだり、暗くうつのようになったりするだろう。里子がいつも同じように接してくれるのは、相手が病気で支えないとどうしようもないと無理をしているか、ただ変わっているかだ。見ただけでは、そんなに無理をして自分につきあってくれているような感じではない。となると里子は変わり者なのか。

自分はいろんな人と仕事をしてきて、中には奇人変人と言われる人たちとのつきあいもあった。そういう人はみな気難しく、他人と歩調を揃えようともせず、独特の考え方をしていた。里子は、どこへ行ってもそこの人たちの輪からはみ出すことなくやっていた。仕事場は女性が多く、大変な面もあるに違いないのだが、里子から出てくる話は楽しく面白いことばかりで、人間関係でストレスを抱えているという感じではなかった。ただ里子は、仕事仲間とカラオケや居酒屋へ行くことをあまり好まなかった。お酒を飲まないこともあるが、ただにぎやかに騒ぐことより数人の気の合う友人たちと山へ行って楽しんでいた。

自分が会社で上司とうまくいかず悩んでいたとき、里子はそれを察したのだろう。「おもねって出世することより、自分の人間としての部分を大切にしてください。私と佐和子は鍛え上げているから大丈夫」と言って、自分の二の腕をポパイのように曲げて見せてくれたことを思い出した。あれは、自分が会社を辞めてもどうにかなるよ、という意味をこめてあのポーズをして見せたのだろう。里子はたくましい。自分にはない凜《りん》とした強さを持っている。普段はそれを見せることはないが、大事なときにはちゃんと出せる人なのだ。普通だったら仕事を辞めた癌の亭主がだんだん重くなり疲弊していくだろうが、里子のようなたくましい人には、その状況を凌駕《りょうが》する力がある。だから、自分は救われているのだろう。

今の一男は前向きだった。体が元気になっている感覚が、自分をしっかりと支えてくれている。必要不可欠なことは自分に負けたくないという気持ちだと思った。やっと出てきたこの気持ちを持ち続けることが、癌の克服に通じる道ではないか。そのことに気づくことができたのである。

マッサージを続けようと一男が里子の体を少し動かすと、里子は目を覚ました。

「あら、私眠っていたわ」

「起こしてしまったかな?」

「お父さんのマッサージ、気持ちがよかったわ。ありがとう。おかげさまで疲れが吹き飛んだみたい。体が軽くていい感じ」

「まだ終わってないよ」

「今日はこれでじゅうぶんですよ。ひと眠りしたらお腹がすいてきたわ。何か口に入れたいな」

里子は立ち上がると、足元に目をやった。

「足が軽いわ。マッサージはいつ覚えたの?」

「腰がだるくてつらかったときに、友人に勧められて通ったことがあったんだ。そのときのやり方を真似してみただけなのに、寝てしまったから驚いたよ。本当にもういいのか？」

「ええ。今夜はよく眠れそう。本当にありがとう。何か食べてきます。そのあとでお父さんの背中と腰にお灸をしてあげますからね」

「今日はクリニックで治療を受けてきたから大丈夫だよ。俺は下半身浴でもしながら風呂に入ってくるよ。最近は治療をしたあと、車の中で眠るだけでよくなった。以前は家に帰ってからも、よくベッドで横になって寝ていたのになあ」

「体に力がついてきた証拠だと思うわ。きちんとしたことをやっていると、体って素直によいほうに反応してくれるものなのね。またひとつ気づきが増えました。あ、お風呂温《ぬる》くなっているかもしれない。追い焚きしておきますね」

そう言って、里子は部屋を出ていった。

一男はベッドに仰向けになり、両手を頭のほうへ持っていき伸びを三回ほど繰り返し、ひと息ついた。そして、枕元にある本を手に取って読み始めた。


「お父さん、お風呂どうぞ」

「わかった、今入るよ」

一男は読みかけの本とラジオを持って、風呂場へ向かった。

「下半身浴には、少しお湯が熱いと思うけど、足湯にはちょうどいいんじゃないかしら？」

「それなら最初に足湯をしよう。好きなラジオを聞きながら本も読めて幸せだなあ。こんな素晴らしい時間を過ごせるなんて、思ってもみなかったよ」

「お父さんはそう思うでしょうねえ。今までほとんどの時間を仕事に費やしてきたんですもの。どうぞこの時間を堪能してくださいね」

「ありがとう。でも癌にならなかったら、こんな時間の使い方があることにも気づけなかったな、俺は……」

「なんでも気づいて成長していくんじゃないかしら、私たち凡人は。お湯が冷めてしまうわよ」

「ハイハイ、入りますよ」

「咽喉《のど》が渇いたら声をかけてくださいね。何か飲み物を持って行きますから」


一男と里子の生活は、その後も早寝早起きの規則正しいサイクルで過ぎていった。一男は週に一回の治療と、毎日のお灸、陰山医師に指導された体操を続けていた。体力がついてきたので畑仕事も始めた。夏にとれたての枝豆とキュウリが食べたくなり、暖かくなってきた四月ごろ近所の市民農園を借り、里子と二人で自給自足の循環型の生活を目指した。一男は畑仕事と自分の治療とで毎日が忙しかったが、楽しくて仕方がなかった。美味しい野菜を作るには、土が大切だということがわかり、よい土の作り方を近所の農家に指導してもらった。それが収穫につながると、喜びも一入《ひとしお》になった。

里子は一男が農作業にこんなにも夢中になるとは思ってもいなかった。以前、娘の佐和子と二人で畑づくりをしたことがあったが、そのことを一男に話しても「まあ、けがをしないようにやってください」と他人事《ひとごと》のような返事だった。それ以来、夫は農作業には興味がないものだと思っていた。

しかし、たまたま里子の友だちが、とれたての野菜を持って来てくれたことがあった。すぐに料理したところ、一男がうまいうまいときれいに平らげてしまったのを見て、里子は畑仕事を再開したのだった。

「お父さん、美味しい野菜を作りますからね」

里子は、ひとりで農作業を始めたが、土を入れ替える作業に手間取った。

「里子、それをひとりでやるのは大変だよ」

一男がそう言って手伝ってくれるようになった。その日から畑仕事は二人の共同作業になった。里子は朝早く仕事へ行くので、午前中の農作業は一男がひとりでやった。最初は里子に言われるまま働いていたが、もともときちんとやらないと気がすまない質《たち》なので、図書館で農業の本を借りてきて勉強を始めた。やがて知識もついてきて農作業のとりこになった。一男は朝早く畑へ行き、とれたての野菜を持って帰ってきた。朝どれ野菜はゆでるだけで美味しく、料理の手間がかからないので助かった。

里子は、その野菜料理をそれぞれの弁当箱に詰めた。二人で朝食を食べ里子は会社へ、一男は畑へ行く。

里子が出かけるときは決まって一男に声をかけた。

「お父さん、畑仕事のやりすぎは体の毒ですよ。気をつけてね。行ってきます」

「大丈夫、午後はきちんと休んでいるから。気をつけて行ってらっしゃい」

一男も決まってそう答えた。

農作業で土に触れていると、エネルギーをもらっているのだろうか、元気になるのが一男にはわかってきた。以前、会社の仕事をして元気になったと感じたことは一度もなかった。むしろ朝にみなぎっていたパワーが、いつのまにか空っぽになり、夜になると疲れだけが残った。農作業で土と戯《たわむ》れていると自然と鼻歌が出てきて楽しかった。農業で食べているわけではないぶん気が楽だ。二人は自分たちの食べたいものを作った。里子との会話も農作業の話題が加わり、ますます話すのが忙しくなった。

十

陰山《かげやま》医師のところへ通院するようになり、五年が過ぎた。

「福山さんのお腹は、本当に変わりましたね。力が出てきて、とてもよくなっています。農作業で土からパワーをもらっているのもプラスに働いている感じですね」

「おかげさまで元気です。先日、西洋医学の先生のところへも行って喉頭ファイバーなどの検査を受けてきました。担当の先生は『まる五年以上たっても、まったく癌の再発兆候はありません。でも油断せず定期的に受診してください。変わりなければ半年に一度でいいですよ。病院から突然治療の途中で退院したときには、本当に心配しましたよ。最終的にはやはり手術になるかなあと内心思っていたのですが、思いのほか治療の経過が順調で驚いていますよ。一般的に福山さんのようなケースは癌に勢いがあることが多いので、放射線を照射してもなかなか完治に持っていくことが困難なのに、意外なほどおとなしく消滅していったことが、実のところ不思議なんですよ。今後もぜひ経過を追わせてください』って頼まれましたよ。私は内心、担当医がいつか必ず私の経過に驚くことを期待していましたから、やっとそのときが来たと思います。

「そうでしたか。順調で何よりです。ただ私の診立《みた》てではもう少し治療が必要だと思いました」

福山さんの過去の生活が肉体に与えた影響は大変なものだったと、治療してわかりました。癌にはなりましたが、もともとの体の仕組みが丈夫だったから、あんなめちゃくちゃな生活を三十年以上続けてももちこたえたのでしょうね」

「自分の取り柄は、丈夫な体だけだとずっと思ってきましたから、もう働きづめでした。結局、癌になったことで、どんなに強靭な肉体でも手入れもせず無理を続ければ死につながる病気になるということを知りました」

「人間は永久不滅に生き続けることはできません。限られた命の中で、どのように生きていくかは人によって千差万別です。生活環境や肉体の強弱も人によって異なりますが、共通していることは、病気は誰もがかかりうるものだということです。病気は人間に苦しみを与え、重病であれば死へつながり、私たちに悲しみや別れをもたらすものですね。それ故、病気を未然に防ぐ方法がいろいろ言われているわけですが、自分が健康だと思っている人々のところにはなかなか届かないのが実情です。自分の生活を維持することに一生懸命ですから、病院などの医療機関の中で入院している人たちの苦しみは他人事《ひとごと》なのでしょう。

福山さんも入院して初めて、別世界の存在に気づいたのですよね。その別世界の中で、毎日のように人が亡くなることに初めて触れ、死というものが他人事ではないことに気づき、怖くなって自己コントロールができなくなり、病院を飛び出したわけです。癌という病気になって福山さんは自信を失いましたが、奥様と二人三脚で歩いているうちに、いろいろなことに気づいたのですよね。とくに自分が癌を作り出したことに気づいたところは、あっぱれでした。だんだん体の元気が戻ってきたのと同時に、自信も取り戻して、今の福山さんがあるわけです。本当によかったですね。

病気は苦しいものですが、突然生み出されてくるものではありません。自分が生きてきた過去にその根はあり、それが病としっかりとつながっていることに気づくことこそ大切です。このことに気づくと、今を大切に生活していかなければ、という気持ちになるでしょう。もちろん、今、病気でもないのに何をすればいいのかと言う人もいるかもしれません。でも、しっかり自分を見つめてみると、けっこう無理をしていることに気づくはず。自然と、やるべきことは見えてくると思いますよ」

「私が病気になる前、妻が心配していろいろ言ってくれていたのですが、私の答えはいつも『俺は病気じゃないから、構わないでくれ』でした。まったくの無知で恥ずかしいかぎりです。無理を重ねていると心も体も鈍感になると先生に教えられましたが、本当にそのとおりだと思います。鈍感になっていたから妻の言葉がまったく心に響いてこなかったばかりでなく、独りよがりになっていたんですね。体がよくなってくると、今度は妻の言葉が私の耳にしっかり入ってくるようになりました。妻への感謝の気持ちも湧いてきました」

「それはよかったですね。体の違和感を素早くキャッチできる人は、自分で体を休めたり医療機関へ行ったりして積極的に解決する方向へ動きます。しかし体が鈍感になっていると、体の違和感を強く感じないので軽く考えてしまい、なんか変だと思いながらも毎日の生活に追われて、体を休ませることもなく無理を続けてしまいます。体が鈍くなると心も鈍感になりますから、積極的な自分の舵《かじ》取りができなくなり、時間に流されてしまいます。そしてある日どうしようもなくなり病院の門を叩くと、医師から『末期です。なぜこんなになるまで放置していたんですか?』と言われてしまう。そうなって初めて、自分の体が病気で、深刻な状況になっていることに驚くのです。心身を鈍感なままにしておくことは、このような状態を作り出す怖さがあると私は感じています」

「私は体の違和感を、大酒を飲むことで消していました。違和感が自分にとって仕事を休むほどには強くなかったし、どうにか日常の生活ができていましたから。しかし、時とともにその違和感は声の出しにくさや体のだるさへと変化していきました。深刻な状態になっていたのに、病院へ行くほどの重症感を持つには至らず、マッサージへ行ってみたり、嗽《うがい》をしたりと自分勝手な判断で動いていました。まさか自分が癌になっているなんて、夢にも思いませんでした。自覚症状が強くなかったので、簡単に考えていたんですね。体の鈍さはまさにこの状態のことだったと、あとになってわかりました。自分の入院が決まったとき、私は慌《あわ》てましたが、妻はしっかり入院支度をしていました。夫がただならぬ病気だとわかっていたようでした。妻のほうが状況を敏感に把握していたというわけです。このとき初めて、自分のことはまったくわからないものだということに気づきました」

「そうですね、人間は生まれて死ぬまでいろいろな出来事に遭遇しますが、その中でも忌み嫌われるのが病気、とくに死につながる病気だと思います。福山さんのように今まで病気と無縁で生きてきた人が突然『癌』と言われたら、驚きますよね。多くの人は、肉眼的映像的に見えている病巣をできるだけ早急に取り去ることで延命をはかったり、完治を目指します。退院後は、一日も早くもとの生活に戻り、人によってはすぐに職場復帰して何事もなかったように毎日が続いていきます。

これでは何のために苦しい思いをしたのかわかりません。突然の病気を偶然の出来事にしてしまうと、そこからは何も気づきが生まれてこないのです。怒りや不安や恐怖や体力減退しかないのです。病気は大切なたくさんのことに気づけるチャンスだと思います。なぜ病気になったのかと過去を遡《さかのぼ》ることが大事でそこに気づきの種が無限にあり、これからの生きるヒントが隠れていると考えています。過去を追っていくと、自分の生き方が見えてきて、福山さんのようにたくさんの気づきに出会い、病気を受け入れることができるのかもしれません」

「先生、今日のお話はとくに心に染みました。妻に聞かせてやりたかったです」

「今日、奥様は?」

「鮫島《さめじま》さんと二人で山登りに行っています。今ごろお昼でも食べているかな。大きいおにぎりを三個も持って行きましたから、時間の長い上級コースにトライしているのかもしれません。二人で仲良くやっているようです」

「二人とも前向きだから、そのうち本格的に登山を始めるかもしれませんね。そういえば鮫島さんは仕事帰りにスポーツクラブで体を鍛《きた》えていると言っていました。あれは山登りのためだったのね。逞《たくま》しい女性二人がどこへ向かっていくか楽しみですね」

「妻も日々パワーアップしていて、毎日気合いを入れられています。輝く女性の強さははかりしれないということに気づきました。あの二人、いや、もうひとりすごい女性がいました」

「あとひとりは誰?」

「先生です。私の人生の恩人である先生ですよ」

「まあ、それはそれは。ついに私が登場しちゃいましたか。でも福山さん、私が患者さんの縁の下の力持ちでいるために、日夜筋肉を鍛えていることに気づかなかったでしょう?」

陰山医師は笑いながら部屋を出ていった。

解説

安保　徹

　多くの人達は、健康で過しているうちは、病気の成り立ちを考えることもないし、だれかからそれを学ぶということもないまま暮らしている。そして、体調不良や病気になると病院に行き、治療のための薬をもらうという流れに入っているのが現状である。特に、今の日本の社会では、病院の数は増え、医師数も三十万人を超えるまでになり、病院にかかるのは自然な行為のように思われている。

　一方、医療機関で働く医師達はいつも忙しく、病気の成り立ちを考える時間もほとんどない。不調がいつから始まったかは質問するが、発症の頃の患者の生きざまを聞くことはない。生化学的な検査値や画像を見ながら病気名をつけ、治療薬を決めることに専念している。

　このような一般の人達の行動と医師のする医療行為は一定の方向性をつくっていて、立派な病名はつくが病気はなかなか治らないという結果を招いている。その流れで患者は増え続け、医師不足の傾向は拡大している。それでも、日本人患者達は不満をこらえながらも現状を支持しているように見える。

しかし、日常的に遭遇している多くの病気は、その人の能力の限界を超えた生き方が続いた時、その負担に耐えきれずに発症している。狭心症、心筋梗塞、糖尿病、リウマチ、その他の膠原病、脳梗塞、腎臓病、がん、パーキンソン病など、いずれもほとんど例外がない。つまり、自律神経のうち活動を支える交感神経の緊張のしすぎが背景にある。

このような病気の成り立ちを考慮しないままで薬物治療に入っていては、根本的な解決に至らないのは当然であろう。むしろ、多くのつらい症状は、病気から逃れるための副交感神経反射である。自律神経のうちのリラックスの体調をつくる副交感神経系も強く働くと、腫れ、熱、痛み、下痢、くしゃみ、咳などを引き起こし、交感神経緊張から逃れようとする。このため、熱心な対症療法はかえって病気から逃れる力を低下させてしまう。

今日、西洋医学で使われている多くの薬はこのような副交感神経反射阻害剤として働いて症状をとる。しかし、病気は治らない。古くから続いている東洋医学の考え方や、漢方薬、鍼灸法はむしろ、自律神経反射を利用して体調を整えて、偏った生き方の癖や体調を改善してゆこうという考えが含まれている。

私は、自律神経、白血球、エネルギー生成（解糖系とミトコンドリア系）をキーワードとして、医学や病気を理解しようと努力をしているが、これらはいずれも全身をたばねるシステムとして働いているものである。私達の生き方や食生活の乱れは、一つ一つの細胞や臓器に個別に影響を与えるというよりも、こういう全体をたばねるシステムを介して全身的に影響を与えている。

例えば、がんは臓器の病気というよりも、過酷な生き方によって生じた全身性の低体温、低酸素、高血糖状態に対する生体反応としての結果である。局所の病気として理解しているとがんの成り立ちにもたどり着けないし、適切な治療法にも気づけない。

東洋医学のように病気を全身反応の表現とみなし、生き方の無理の結果とみなす考え方と、上のような全身をたばねるシステムの理解によって病気の成り立ちを知ることには、多くの共通点が含まれている。

このようなことを考えながら、川田靖子先生の「気づきの医学」を読み終えた。始めは、苦手な東洋医学的名称が多く出てくるのを心配しながら読み出したのであるが、それは杞《き》憂《ゆう》であった。引き込まれるように読んだ。この本は、典型的な働き者の元サラリーマンとその妻、クリニックで知り合った女性弁護士、西洋医学の医師、東洋医学の実践者である女医などの織り成す「気づき」を得るための物語であったからである。

この本の内容は、多くのまじめで働き者の日本人（病気の予備群）やその家族におくるやさしさにあふれた生き方のメッセージと言えるであろう。病気の成り立ちが、生き方の無理、心の悩み、食生活の乱れなどのからだへの負担で起こっていることがわかると、病気を治す主役は患者本人だと気がつくことができる。また、これからの医学を支える若い医師達にも、この本で病気の成り立ちを学んでほしいと思っている。よりよい日本と世界の未来のために。

平成二十七年九月末日記す

あとがき

患者さんの話を聞いていると、自分の病気は突然空から降ってきて、不運にもたまたま自分に当たってしまったという感じで病気を捉えている人が多いことに驚かされる。そのせいか病気がどこか他人事《ひとごと》で、なぜ自分が病気にならなければならないのか不満いっぱいであるが、現実の検査結果による不安が大きいので、医師の指示に従いこの状態からの脱出を目指す。

しかし、病気も大小軽重さまざまであり、治療を続けてもそう簡単にはよくなっていかない。すると不安の下に押さえ込まれていた不満が頭をもたげてきたり、自分の期待どおりにいかない現実に悲嘆したりと、心身ともに追いつめられ、病院をさ迷い歩く人は少なくない。このような患者さんを診察するたびに心が痛む。

病名に振り回され、自信を喪失し、自分という軸がどこか行方知れずになっているからである。私は三十年近く東洋医学を駆使し、患者さんと向き合い、体の異常を複合的に捉え、治療をしてきた。

この経験から言えることは、多くの病気のもとは患者さん自身が気づいていない生活のゆがみから生み出されるということである。この視点で病気を見ていくと、発病までに長い時間がかかっていることがわかる。このことに気づいていないと病気をつい最近起きたことと捉えてしまい、画像で示された病巣をどのように処理していくかということのみに頭がいってしまう。病気が過去の生き方と結びついていることに気づいていくことが病気の根治には不可欠である。ただ病気もさまざまあり、命にかかわる病気であれば一刻を争うこともある。優先順位はあるとしても、大切なことは病気を生み出した体の流れを変えていくことだと考える。

現代医学は検査などから目で見えるものを病巣とする医学なので、取り去ることで治療が終わる。東洋医学はなぜ病気を形成してしまったかを独特な視点で見ていく医学であり、過去に遡《さかのぼ》り、治療の足がかりを見つけ出す医学でもある。「気づき」を治療に結びつけ病の予防につなげていくには、この東洋医学の考え方がどうしても必要となる。

気づくことは今までの生き方を変える機会を私たちに与えてくれる。病気になり精神的肉体的に追い込まれたとき、病気が悪の根源と怨《うら》み言《ごと》を言っても苦しくなるだけで、憎しみを増加させるばかりである。こんなとき、病気に対する見方を変えてくれるのが「気づき」である。病気に対する知識は専門医にはかなわない。しかし、東洋医学的視点で病気を作り上げた体を診たり、過去の生活のゆがみを探すことはできる。このゆがみに患者さんが気づくことで病気に向き合う姿勢に変化が出てくる。ゆがみは子どもより大人のほうが大きく、重病であるほどひどい。

さらに人間は持って生まれた体質や体力に大きく左右される。虚弱に生まれた子どもは丁寧に育てられてもゆがみを生み出しやすいし、丈夫に生まれた子どもは大して手を掛けなくても元気に育つ傾向はある。ただ丈夫できた人はまったく体を気遣うことがなく、無理をすることが当たり前で生きていくので、意外と五十代くらいで大病をしたり急死する人が目立つ。反対に小さいころ病弱でも養生に努めているうちに成長とともに元気を手に入れる人もいる。このような人は自分は根本的には弱いということに気づいているので、めちゃくちゃな生き方を選択しない結果、長生きにつながっていくようだ。若いと言われる二十代、三十代は生命エネルギーに溢れていて、ほとんどの人は多少具合が悪くてもそれなりに歩いていける。

問題はそのあとの年代である。個人差はあるけれど、年と共に生命エネルギーが確実に減退していくなかで、平均寿命は八十歳を超えている。寿命が延びることは嬉しいことではあるが、しっかりした体を持っていないと厳しい老後が待っている。しかし、体だけではなく性格も元気に長生きするには関係する気がしている。自分の感覚に正直な人、素直に物事を受け取れる人、前向きな人は大病にはなりにくいし、病気になったとしても克服しているのを仕事柄たくさん見てきた。この人たちに共通しているのは、若いころから体を大切にしているせいか体の異常に気づくのが早いことである。体の調子が悪いときには素直に生活を見直し、体を休ませ、食事も体の負担の少ないものにして回復をはかろうとする。あまり簡単に薬や病院に依存していないことも共通している。

私はこの体に対する配慮が根本的に自分を守ることになると考えている。そして、この自分守りを若いころから続けていくことが、元気な老後へとつながっていくのではないだろうか。

だが、無茶苦茶に生きても平気で六十、七十歳を超えていく人たちがいることに、あるとき気づいた。東洋医学的に診てみると、もともとの体のしくみがよくできている。この人たちは体のメンテナンス力がしっかりしていて、どんなに疲れていても短時間寝れば元気になる。私はフィジカルエリートと呼んでいるが、普通の人とは違いごく限られた少数派の人である。このような人と同じことを一般の大方の人がやっても体がついていかない。できるだけ早く自分とは違うことに気づかないと多くの人は倒れてしまう。どの世界にも例外という人が存在することは事実だが、フィジカルエリートも一般人と同様に年をとり、病院へ通っているというのも現実である。

生きている間、何もなく元気で過ごしたいと願っても現実には不可能で、どんなに体がよくてもやりすぎれば病気になるのである。やはり自分守りの努力が必要なことに早く気づいて納得した人生を送ることが幸せなのかもしれない。

最後に、御多忙にもかかわらず本書の解説の労を快く引き受けていただいた新潟大学名誉教授の安保徹先生に深謝いたします。

本書は角川文化振興財団の宮山多可志氏、金古直子氏、装幀家の芦澤泰偉氏と五十嵐徹氏、校正者の滝田恵氏、装画の高仲健一氏、竹中裕子氏の御尽力のおかげで上梓することができました。ありがとうございました。

医師になる道をすすめてくれた亡き父にこの本を捧げます。

二〇一五年十一月

川田靖子

この本の主人公は、個人情報保護の観点から何人かの患者さんの実話をもとに再構成しました。また、喉頭癌という設定も臨床経験から取り上げたもので、喉頭癌を専門的に治療しているということではありません。

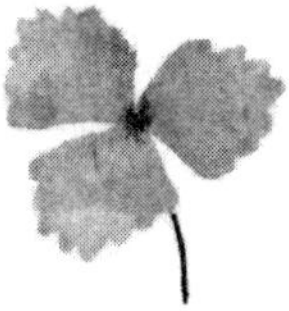

川田靖子（かわだ やすこ）東洋医学医師／医学博士
宮城県仙台市生まれ。埼玉医科大学卒業。病院勤務時代に西洋医学に限界を感じ、東洋医学に転じる。現在、漢方薬・鍼灸・整体・瞑想・心理学を統合した全人的視点からの治療を行っている。

気《き》づきの医学《いがく》――東洋《とうよう》医学《いがく》からの警鐘《けいしょう》

2015（平成27）年11月17日　初版発行
2016（平成28）年11月 7 日　三版発行

著　者　川田靖子
発行者　宍戸健司
発　行　一般財団法人 角川文化振興財団
〒102-0071　東京都千代田区富士見 1-12-15
電話 03-5211-5155
http://www.kadokawa-zaidan.or.jp/
発　売　株式会社 KADOKAWA
〒102-8177　東京都千代田区富士見 2-13-3
電話 0570-002-301（カスタマーサポート・ナビダイヤル）
受付時間 9:00～17:00（土日 祝日 年末年始を除く）
http://www.kadokawa.co.jp/
印刷所　旭印刷株式会社
製本所　旭印刷株式会社